困りがちな あんな場面こんな場面での 身体診察のコツ

企画／ジェネラリストのこれからを考える会
編集／大西弘高（東京大学医学教育国際協力研究センター）

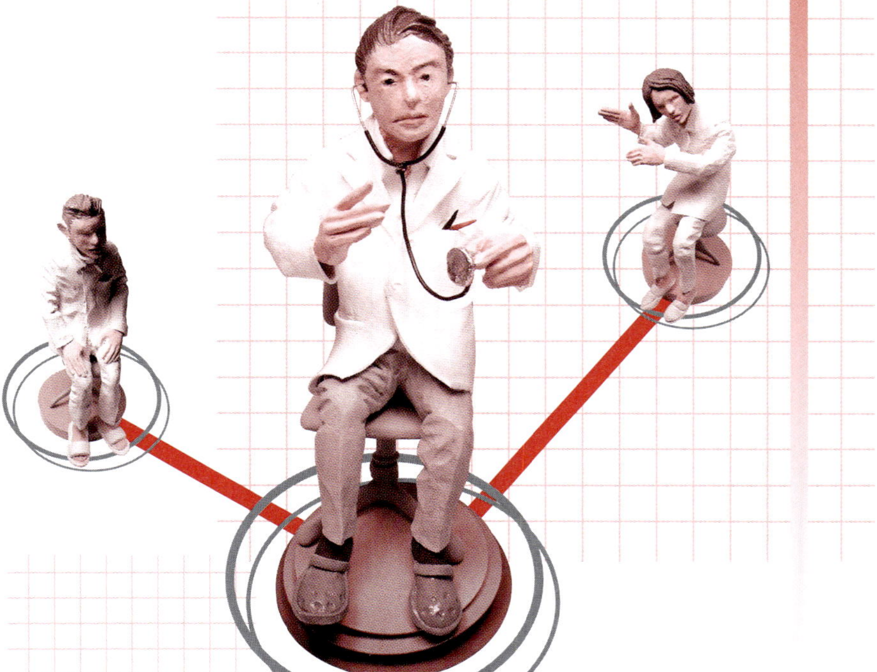

羊土社
YODOSHA

謹告

本書に記載されている診断法・治療法に関しては，発行時点における最新の情報に基づき，正確を期するよう，著者ならびに出版社はそれぞれ最善の努力を払っております．しかし，医学，医療の進歩により，記載された内容が正確かつ完全ではなくなる場合もございます．

したがって，実際の診断法・治療法で，熟知していない，あるいは汎用されていない新薬をはじめとする医薬品の使用，検査の実施および判読にあたっては，まず医薬品添付文書や機器および試薬の説明書で確認され，また診療技術に関しては十分考慮されたうえで，常に細心の注意を払われるようお願いいたします．

本書記載の診断法・治療法・医薬品・検査法・疾患への適応などが，その後の医学研究ならびに医療の進歩により本書発行後に変更された場合，その診断法・治療法・医薬品・検査法・疾患への適応などによる不測の事故に対して，著者ならびに出版社はその責を負いかねますのでご了承ください．

序

皆さんは，身体診察を学び始めるとき，どんな気持ちでおられたでしょうか．聴診器や打鍵槌を手にして，使い方をマスターしようと胸をときめかせた人も少なくないでしょう．先輩医師の優れた技能を何とか習得しようと頑張った人もおられると思います．しかし，最近は画像検査や生理学的検査などと比べて当てにならないといわれることも増えてきました．では，実際には役に立つのでしょうか．

私は，アフガニスタンやラオスでの医学教育支援プロジェクトに関わっていますが，このような途上国では，身体診察が診断において重要な役割を果たします．頭蓋内病変を疑うような神経所見があっても，頭部CTを撮るのは，所見によって治療の方向性が変わる可能性があり，しかも患者さんに十分な経済力がある場合だけです．そういった中にいると，自分の身体診察に自信が持てるかどうかは非常に大きな意味を持ちます．

日本国内でも，地域医療現場では同様です．発熱した高齢患者さんが，入院適応を決めるために病院受診することは難しいです．受診すれば家族も入院させたいでしょうし，入院したら気管挿管や蘇生の可能性，せん妄で転倒や転落のリスクもあります．訪問診療し，病歴と診察で肺炎の診断をつけ，バイタルサインによって敗血症の可能性を考えることができれば，より迅速に適切なケアができる可能性があります．

本書は，このように様々な臨床現場，様々な状況において，どのような身体診察を身につけておくべきか，どうやって学べばよいかについて，レジデントノートに連載した「問題解決型！身体診察のコツ」を中心にまとめたものです．身体診察を重視する「ジェネラリストのこれからを考える会」の若手が，理想論だけでなく，現実の様子を踏まえ，専門家との見解の違いも含めて著してみました．

この本を手にとっていただいた皆さんが，今まで以上に「身体診察」が好きになり，技能を高めていただけることを願っております．

2010年4月　春風暖かい日に

大西弘高

困りがちな あんな場面こんな場面での 身体診察のコツ

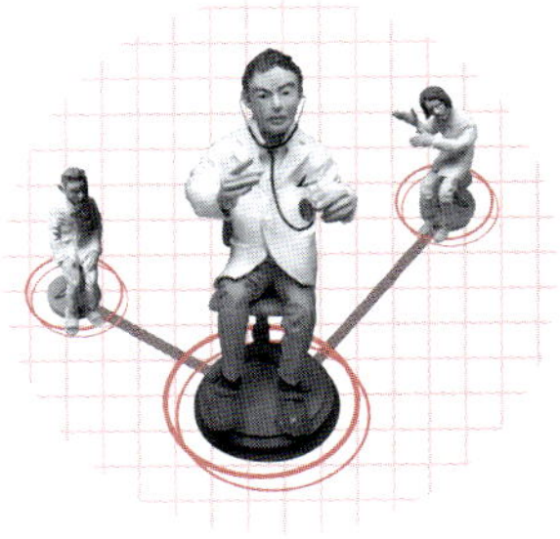

困りがちな
あんな場面こんな場面での

身体診察のコツ

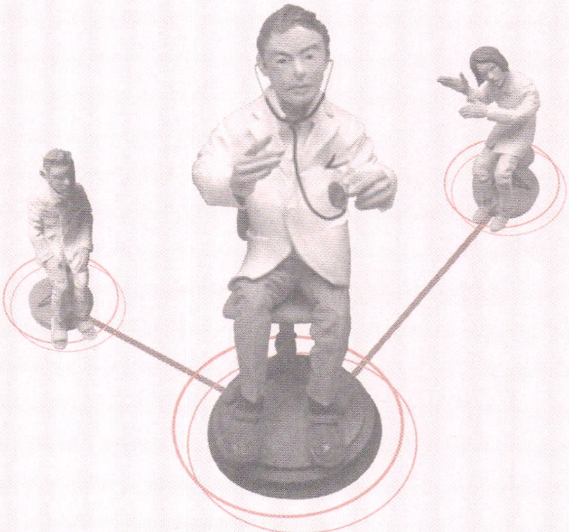

1　身体診察は診断に役立つか？
―臨床推論への役割―

大西弘高，（コメント）木村琢磨

身体診察は，診察の際に通常は病歴聴取の後で行われます．臨床推論に関しては病歴の方が寄与の度合が高く，各種検査の方が確実性が高いのが事実です．では身体診察の意義はあるのでしょうか．いくつかの例をみながら検討していきましょう．

事例

全身を丹念に診察していたら，患者さんに怒られてしまった！

沢田真理先生は，患者で溢れかえっている和歌山県の地域中核病院で働く1年目研修医．触診，聴診などの診察技能を少しでも上げようと日々研鑽しています．看護師さんたちからの沢田先生への評判は，「熱心だけどちょっと要領が悪そう」というものでした．その一番の理由は，入院時診察の長さです．診断目的の入院の患者さんならともかく，検査入院，教育入院等でも1時間以上かけて頭のてっぺんから足の先まで診るんだと熱心に診察しているのはいいのですが，時に「早く指示を出してください」と看護師さんからお小言をもらう始末．でも，一人ひとりの患者さんでとにかく丹念に診察することが診察技能を伸ばすと信じて疑わなかったのでした．

ところが，働き始めて2カ月後，救急外来で初めて指導医の監督下での診療をしたとき，事件が起こりました．「風邪だから薬が欲しい」と言って夜9時に来院した元気そうな20代会社員に30分以上診察し続けたとき，患者さんが怒り始めたのでした．例えば，心臓については触診，打診を慎重に行ったうえで，坐位での聴診と左側臥位での聴診を組み合わせて・・・という感じでした．

指導医の金森先生は研修医の自主性を非常に重んじる方で，「研修医は熱心さが一番」と思っていたので，患者さんが怒り始めるまで沢田先生にはお咎めなしでした．でも，救急部の担当看護師さんは患者さんの苛立ちを見ていて，ハラハラしていた矢先の出来事だったようです．「先生は研修医か何か知らないけど，俺をモルモットにする気ですか！」患者さんは早く薬をもらって家に帰らないと，余計にしんどくなりそうだと思っていたのでした．

Q 沢田先生はどうすればよかったのでしょうか．また，金森先生にはもっと上手い指導のしかたがあったのでしょうか．

1 外来と病棟での状況の違い

身体診察には，完全にスタンダードと言えるような方法があるわけではありません．皆さんも，医学部の４年生のときに病棟実習前の臨床技能実習で習った内容が，病棟でどのように役立つのかについて悩んだ経験があるかもしれません．事例のように，診察項目はそれぞれの場面で常に最適化しなければならないのです．

最適化のときにまず考えなければならないのは**外来と病棟での状況の違い**です．病棟では系統的，網羅的な診察が可能ですし，後から診療録を作成しながら「この所見も診ておくべきだな」と感じたら，その時点で改めて診察しに行くことが可能です（入院経過とともに所見が消えてしまう場合はときどき見られます．心不全の患者さんで入院時にⅢ音が聴かれていたのにそれを上手く捉えられず，後からⅢ音を改めて聴きに行くともう聴取できない状況だったということはあり，だからこそ難しいのですが）．

一方外来では，系統的・網羅的な診察が時間的制約により困難です．また，情報をまとめているうちに再度確認したい所見が出てきたとしても，患者さんは通常外来診療後すぐに外来を離れてしまうため，その日のうちにはやり直しがきかないと考えるべきでしょう．限られた時間で，１回でキメなければならないため，よりプロの技が試される領域と言えます．

2 診断をつけるプロセス—臨床推論—

医学生と研修医の責任における最も大きな違いの１つは，研修医は患者さんの問題点を診断し，その診断に基づいたマネジメントを考えていかなければならない責任を持ち始めることでしょう．一部の研修医は，「自分で診断なんてつけなくても，指導医がつけてくれる」と思っているかもしれません．しかし，指導医が忙しいとき，宿直や当直業務のとき，あるいは将来独り立ちしたときのことを想像してみれば，早晩診断する責任を負う必要が生じることは理解していただけるでしょう．では，実際には診断をつけるためにはどういうプロセスを経ているのでしょうか．

まずは，外来などでは患者さんに「今日はどうされましたか？」などと尋ねて，病歴を聴くことが最初のステップです．時には，入室時の歩き方でパーキンソン病・症候群の患者さんである，前頸部が腫脹し眼球が突出し発汗していることでバセドウ病の患者さんであると話を聴く前に診断が固まっていることもあるかもしれませんが，そのときは一瞬の「視診」が診断に結びつき，病歴がその診断に合うか合わないかを確認することになります．病歴を尋ねるときには，主たる症状や訴えを「主訴」と位置づけ，その主訴や他の情報から考えるべき診断を絞っていきます．

病歴を一通り聴いた時点で，ほぼ診断がついている場合もあります．例えば，昨夜からの発熱，咽頭痛，鼻汁で「感冒」という診断を思いついているとすればどうでしょうか．その診断を支持するような診察所見，すなわち咽頭発赤などを期待している人が多いと思います．ただこの段階で，身体診察が診断にどのように役立つかを十分考えて診療できているかを改めて問うてみたいと思います．

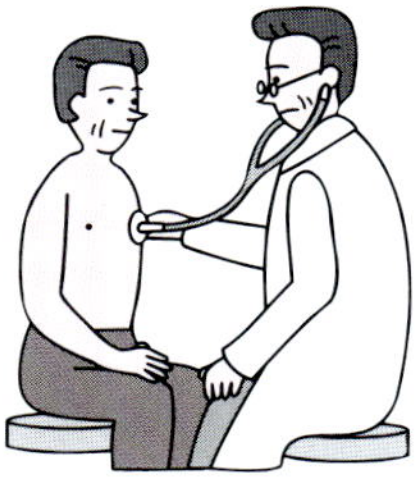

3 情報収集の意味合い

身体診察による情報を得るときには，大きく分けて2つの目的があります．1つは「スクリーニング」，もう1つは「絞り込み」です．スクリーニングとは，一定の項目に関してくまなく診察することです．患者さん全員に実施する項目であり，全身スクリーニングと呼ばれるものがそれにあたります．英語ではスクリーニングの一般身体診察は “head to toe exam” と呼ばれ，頭のてっぺんから足の先までの診察を意味します．神経疾患用のスクリーニング方法なども使われますので，head to toe exam以外にもスクリーニングは存在します．

表１●身体診察の２種類の目的と望ましい性質

目　的	意味合い	診察項目に望まれる性質
スクリーニング	所見がなければ 対象とする診断の確率が低い	感度が高い or 陰性尤度比が低い
絞り込み	所見があれば 対象とする診断の確率が高い	特異度が高い or 陽性尤度比が高い

一方で，絞り込みの診察とは，腹部の症状がある患者さんに対し腹部の詳細な診察をするものがこれにあたります．腹痛を訴える患者さんに反跳痛の有無を確認するような例があります．腹痛を訴えない患者さんに敢えて反跳痛を診ることはないでしょう（スクリーニングの腹部診察で圧痛がみられたので反跳痛の項目を加えるということはあるかもしれませんが）．

では，スクリーニング，絞り込みの診察項目としてどれを選べばよいでしょうか．皆さんが臨床研修を始めて最も悩んだのはここだったかもしれません．全身スクリーニングに関しては，最初のローテーション先で指導してくれた先生の流儀，入院カルテに書かれている項目が基盤となり，自分が痛い目にあった所見を診るための診察をいくつか加えた・・・というような方法に従って何となくやってきた人が少なくないと思います．

ここで，いわゆるEBM（evidence-based medicine）の知識が役立ちます．**スクリーニングの診察項目は「所見がなければ対象とする診断の確率が低下する」意味合いがあり，感度が高い，あるいは陰性尤度比が低いことがより望まれます．一方で絞り込みの診察項目には「所見があれば対象とする診断の確率が上昇する」意味合いがあり，特異度が高い，あるいは陽性尤度比が高いといった性質が望まれます**（表１）．

4　筆者の考え

私は，感冒の疑いが強い生来健康な患者さんで，しかも本人もそうだと考えている場合には，基本的に患者さんの意向を尊重し，医師側もあまり時間をかけずに，でも見逃して大きな問題が起こることがないように考慮して診療します（施設の規模や性質によって若干変化あり．筆者は今は診療所の非常勤業務が多い）．病歴では，いつもの感冒と違いがないかどうかを尋ね，従来そういうときにどう対応しているかを聞くことで，患者本人

表２ ● 生来健康で感冒症状を訴える患者さんへの診察項目（筆者の場合）

診察項目	主な目的
結膜	結膜炎（ウイルス性），黄疸
鼻粘膜	炎症性鼻汁とアレルギー性鼻汁の鑑別
咽頭および扁桃	咽頭炎，扁桃炎やその鑑別
頸部リンパ節	ウイルス性，細菌性の鑑別等

の病識を高めて将来にも備えてもらうようにします．

身体診察においては，表２の内容を診ます．その主な目的もともに記しておきます．

では，胸部聴診はしなくていいのかと言われそうですね．私は，咳等の症状がある場合には，肺炎，気管支炎等の鑑別（絞り込み）のために聴診するという流れにしています．咳の有無は感度が高く，聴診は特異度が高いという理由です．もちろん，全身の様子をざっとみた印象や，詳しく尋ねた面接内容に問題がないことを確認したうえでということになります．こう決めておけば，男性なら聴診するのに若い女性には聴診せずに済ませるといった不統一を避けることができますし，若い女性に聴診するとしたらどういう理由があるのかを説明することも容易です．

私ならこうする！（木村琢磨の場合）

救急外来は，“症状を何とかしてほしい”という解釈モデルをもった患者さんが，日中の外来に比べてより多く来院する場といえます．さらに，時に重篤な患者さんを次々に診る必要性があるため，時間要因も医師に求められます．このような場では，簡便（坐位のまま診察可能）で検査特性が良い（感度あるいは特異度が高い）診察法をうまく利用することがいいでしょう．かと言って，あまりに合理的な診察では，いくら症状に合った薬剤を処方しても，「ろくに診察もしないで薬を出された」と患者さんに誤解されるかもしれません．本来，プライマリ・ケアの現場で最も多い感冒症状を訴える患者さんに対する身体診察は，風邪の仮面を被った他疾患との鑑別を適切かつ迅速に行いつつ，満足させるという双方の視点から考える必要があります．

まず，感冒症状を訴える患者さんに，私は胸部聴診をほぼルーチンに行います．聴診器は患者さんにとって診察の象徴と考えられ，聴診を省けば“診察をあまりし

表３ 生来健康で感冒症状を訴える患者さんへの診察項目（木村の場合）

診察項目	主な特徴と目的
Neck Flexion Test	頭痛が少しでもあれば行う．坐位で施行でき，髄膜炎に対して比較的感度が高い
眼球・眼瞼結膜	貧血・黄疸，結膜炎の有無をみる
頸部リンパ節	腫脹があれば，前頸部か後頸部か，圧痛の有無をみる
前額部，頬の圧痛	面接で副鼻腔炎が疑われた際に，圧痛・叩打痛の有無をみる
口腔内	咽・喉頭のほか，軟口蓋の所見は小児を含むウイルス性疾患の診断に有用
胸部聴診	診察の象徴であり，医学的な必要性以外もあると考えられる
CVA tenderness	特に女性で発熱があればみる

てもらえなかった”と誤解される可能性がある一方で，中には聴診をするだけで安心してくれる人がいるかもしれないからです．ただし，どの程度入念に聴診するか（心音をよく聴くか，深呼吸させるか，背部も含むか）は，咳嗽・喀痰があるかなど，面接の内容によります．

次に，迅速かつ的確な診察を行うには，全身状態・一般状態の把握とともに，面接に基づく症状と連動した身体診察が求められます．ひと口に感冒症状といっても，咽頭痛が主体であれば化膿性扁桃炎を，感冒後の鼻汁・頭重感が主体であれば副鼻腔炎など，的を絞って診断に役立つ診察を行うべきです．診察の落とし穴も知っておく必要があります（咽頭発赤の感度・特異度はともに高くないため，少しのどが痛いと本人が言い，咽頭が軽度発赤しているから咽頭炎だと安易に考えると失敗することもある）．

さらに，救急の場においては，その時点で想起した重篤な疾患をどのくらい除外できたかが重要で，その点，比較的感度が高い診察所見が陰性であることをカルテに記載しておくことには大きな意味があります（頭痛を少しでも訴えていれば，Neck Flexion Test が陰性か診る）．同時に感冒症状を訴える鑑別診断を想起し，それに関連した身体所見が陰性であるかも意味のある所見と考えます．もし本例が女性であれば，CVA tenderness はルーチンに行うべきでしょう（発熱と全身痛などの症状を訴え，“風邪をひいた”と言って来院し，実は腎盂腎炎である症例をしばしば経験する）．もし小児なら，中耳炎を念頭においた鼓膜の診察や，Neck Flexion Test 以外の髄膜刺激症状も考慮する必要があります（表３）．

最後に，身体診察では，その限界を患者さんにも共有してもらうことも重要です．そのためには，「風邪と似た症状の病気はいろいろありますが，診察をしたところ今は否定的で，風邪だと思いますので，お薬をお出しします．薬を飲んでも症状が続いたり調子が悪ければ，また教えてください」などと患者やその家族に伝えることは身体診察の延長だと思います．

5 事例ではどうすればよかったのかを振り返る

まず，沢田先生は研修のことを優先するのではなく，患者さんのことをもっと考えて行動すべきです．プロフェッショナリズム，すなわち医師としての態度に若干問題があると言えるでしょう．金森先生は，まずこの部分について診察途中でも沢田先生の顔を潰さない程度の介入をして，注意を促すべきでした．教育学では「学習者中心」という考え方も重要ですが，医師として働くうえでは「患者中心」の方が優先されることを忘れてはいけません．

では，効率よく学ぶにはどうすればよいかですが，沢田先生は現場に出る前にどのような場面でどの診察項目を診ればいいかを予め準備しておくべきだったと言えるでしょう．残念ながら，このような視点で「風邪の患者さんにはこの程度の診察でいいですよ」というガイドラインは書けません．診察に至るまでの見た目での判断の正しさ，面接内容の吟味などにも関連しますし，患者さんのニーズや施設の種類にもよります．それゆえ，研修医にとってはある程度慎重に診察せざるを得ないわけですが，やはり限度があると心得るべきでしょう．

個々の場面でどういう診察が望ましいのかを考えること――こういった単純なことが実は最も難しいのですが――について，自分なりに考えることも医師としての責務です．また，こういった単純なことを常に問い続けること自体が，医師としての判断力，能力を鍛えるのだと肝に銘じて研修をしていくことが，回り道のようで近道なのかもしれません．

Point

- 患者さんは診察の「練習台」ではない．患者中心の診療を心がける
- 個々の場面でどういう診察が望ましいかを前もって考える
- スクリーニング目的の場合は，感度が高い診察をする
- 絞り込み目的の場合は，特異度が高い診察をする

2　診察と検査はどのように違うのか

—病歴や診察が検査より雄弁だった症例—

川島篤志，（コメント）川尻宏昭

病歴や診察が検査を凌駕する…．そんなことがあるのかなって思われる方も多いかもしれません．しかし臨床現場では，病歴や診察がポイントになり，早期診断しえることに遭遇します．診断できなかった医師にとっては，「たまたま自分の専門外で…」かもしれませんが，そういった事例を比較的多く診る総合内科/診療医や救急医は，「決して稀なことではない」と実感しているはずです．

さて，次の2例をみてもらいましょう．

事例 1

頭部CT/MRIで診断できなかった症例

生来健康な67歳女性

主　訴：微熱

現病歴：当院受診の1カ月ほど前に「遠くを見るときの複視＋視力低下？」を自覚し，数日後に近くの眼科クリニックを受診．左外転神経麻痺を指摘され，脳外科にて頭部CT/MRIで異常なく，経過観察．受診10日前ぐらいから，微熱と頭痛を自覚．眼科より当院紹介

身体所見：158 cm，43 kg．血圧 132/78 mmHg，脈拍 72/分 整，体温 37.4℃，呼吸数 16/分，心・肺・腹部・末梢に異常なし．神経：外転神経麻痺・眼球運動障害もなし，ほかの脳神経・末梢神経異常なし，眼底（前医 眼科にも確認）：特に異常を認めず．ただし…顔面に異常あり（図）

検　査：消耗性を疑う軽度の貧血とCRP 3.0 mg/dL以外は尿検査も含めて正常．追加のESR（赤沈）79/hr

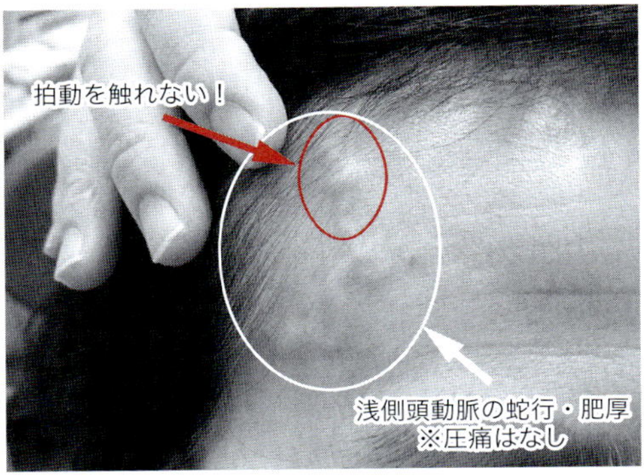

図●受診時顔面所見：髪をあげて確認

Q この見つけた所見がなかったらどうしたでしょうか？

事例 2

安静時の検査値では見抜けなかった症例

生来健康な65歳女性

主　訴：労作時呼吸困難

現病歴：当院受診の約1週間前より，労作時の息切れが増悪．自宅の階段で1階から2階まで登るのにも息切れが出現．入院3日前にかかりつけ医受診し同症状訴えるも，SpO_2 99％であり問題ないと言われ，経過観察．症状軽快せず，当院を受診

身体所見：156 cm，64 kg．血圧 146/78 mmHg，脈拍 80/分 整，呼吸数 16/分 SpO_2 98％（室内気），体温 36.6℃，頭頸部：眼瞼結膜貧血なし．肺：呼吸音 清 ラ音聴取せず，心：JVP（jugular venous pressure：頸静脈圧）虚脱して見えず．少なくとも外頸静脈は座位では張っていない，S1（→）S2（→）$Ⅱ_p$の亢進，Ⅱ音分裂などなし，S3（－）S4（－）明らかな心雑音聴取せず（深吸気でも出現なし），腹部：異常なし．四肢：浮腫なし 把握痛・静脈瘤認めず．ただし…その場で足踏みをしてもらうと，数十秒でSpO_2 80％台まで低下！ 脈拍 110/分！ 呼吸数 増多．自覚的にも呼吸苦出現

検　査：通常のCBC/生化学/尿検査は異常なし．追加のD-dimer 21.6,

血液ガス（室内気 呼吸数20/分）pH 7.415，$PaCO_2$ 36.1 Torr，PaO_2 68.1 Torr，HCO_3^- 22.7 mEq/L ⇒ A-aDO_2 36.9

Q 安静時の所見，通常の検査だけならどうしたでしょうか？

1 事例の考察

事例1では前医での頭部CT/MRIは診断に寄与しませんでした．当院では「複視」という訴えに対して，鑑別診断を素直に考えていくなかで（詳細は省略），病歴・身体所見で合致するものがありました．普段は診察する項目ではありませんが，「絞り込みの」身体所見（Part 1-1，p.11参照）で「側頭動脈の肥厚・蛇行・拍動の消失」という異常がありました．実は咀嚼時の疲労感（jaw claudication）といった巨細胞性血管炎に必要な問診項目＝「絞り込みの」病歴聴取を筆者は初診時にはできていなかったのですが，幸いにも身体所見で引っかかってくれたわけです．

その結果，側頭動脈生検という侵襲の高い検査を依頼し，確定診断に至りました．巨細胞性血管炎は稀な疾患ですが，診断が遅れると失明に至ることがある早期診断が重要な疾患です．現在は治療にて経過良好です．

事例2では，前医ではSpO_2の評価から，検査を依頼することにもつながりませんでした．当院では「安静時は異常がないが軽労作で明らかに呼吸困難が起こっている」ことを診察時に発見しました．種々の原因により引き起こされる貧血や循環器疾患・肺疾患を念頭において診察を行いました．いくつかの「絞り込みの」身体所見での異常が全く出てきませんでした．この「あるかもしれないのに異常がない」と言い切る身体診察も重要な所見です．

その結果，全体像より「肺血栓塞栓症以外の診断が考えられない（肺血栓塞栓症の診断基準：Modified Well's criteriaにもある項目）」ことより，D-Dimer血液ガス分析の検査を依頼し，その後心エコー・造影CTと検査が進み，確定診断に至りました．肺血栓塞栓症も突然死を起こす可能性のある重要な疾患ですが，特に問題を起こすことなく経過良好です．

筆者は数カ月後，労作時呼吸困難を呈して，同様に肺血栓塞栓症であった症例を経験しました．その際は，安静時頻脈と，治療後には消失した深吸気で増強する収縮性雑音（リベロ・カルバロ徴候：三尖弁閉鎖不全症の雑音の増強法）以外は正常でした．これは診断後にも身体診察を続けることによって，異常を指摘し得たものでした．

2 検査は重要…しかし

前述の2症例からもわかる通り，病歴や身体所見がGold standardという疾患はほとんどありません．最終的にはある「特定の検査」が重要となります（除外診断の過程を含めて）．しかしながら，絨毯爆撃的に検査を行って，たまたま含まれていた「特定の検査」の解釈を行うというのではなく，必要な検査にいかに適切にたどり着けるか，ということが臨床医にとって重要です．必要な検査にたどり着く前の検査前確率をいかに高く/低くするかは，個人の臨床能力＝病歴聴取・身体所見をとる力，にかかわってくるわけです．

必要な検査にたどり着くということと同じくらい重要なことは，無駄な検査を避けることです．心疾患が関与していないと思われる失神発作，動悸，一過性全健忘などでしょう．（慢性の）頭痛の診断にまず頭部CTなどの画像検査…というのは，一般の人の考えであって，臨床医の思考ではあってほしくないと思います．患者さんの症候によらず，自分の専門領域の検査を施行して異常が見当たらないので，「当該科の疾患ではありません」というのも問題です．自己防衛（責任放棄？）の意味はあるかもしれませんが，患者さんの苦痛に迫っていないだけでなく，医療費の無駄遣いにもつながっているかもしれません．

検査に頼ると判断を誤って痛い目にあう疾患もあります．「妊娠反応陰性」「初診時にHb値の低下なし」の子宮外妊娠や，胸部X線で正常の大動脈解離があることは有名な話です．ときどき，「CRPが高くないから…」と手術適応を逃してしまう急性虫垂炎もありますが，悪くなってから判断するのではなく，適切に対応したいものです．

3 病歴，身体所見は個人の力がものを言う

では病歴聴取に関してはどうでしょうか？

知っておいてほしいことは，A先生が依頼した血液検査とB先生が依頼した血液検査には，客観的に差が出ませんが，A先生がとった病歴とB先生がとった病歴には，差が出るということです．

臨床指導に来られていた米国医師からクイズを出されたことがあります．「虚血性心疾患の診断において，病歴・心電図・血液検査の3つを重要な順に並べなさい」と．答えは「病歴→病歴→病歴」でした．とにかく，病歴が大切！ということです．A先生が病歴で診断できても，B先生が病歴で診断できるとは限らないのです．

すでに診断がついている場合は，「後付け」の病歴でも構いませんが，実際の臨床現場では活きた病歴が必要になります．事例1で筆者が気づかなかったように，「絞り込みの」病歴聴取は，ある疾患について必要な病歴を理解していないととることができないものです．前述のように，病歴聴取の上手な先生の病歴と他の先生の病歴は重みづけが違います．

身体所見も病歴聴取と同じように，誰がとった身体所見か，ということでも違ってきます．ただすべてとっていてもしかたなく，病歴から考えられる鑑別診断を念頭において，「絞り込みの」身体所見をとる必要があります．活きた身体所見をとるには，理論と同時に経験も必要です．残念ながら，日本の臨床現場では，「理論」も教えてもらっていなければ，適切な「経験」を積む場，すなわち身体所見を指導される場もありません．ちなみに当院では「身体所見の小テスト」〔Part 2-4「身体所見の小テスト」(p.55) を参照〕といったものを定期的に行い，研修医・スタッフ間で身体所見に関する「理論」の共通認識・文化を形成し，実際の臨床の場＝ベッドサイド回診で，臨床に活かす「経験」をつけてもらっています．

忙しい臨床現場ではすべての身体所見をとる時間はないかもしれませんが，まだ経験も少なく時間のある若い医師は，愚直にすべての入院患者さんの身体所見をとることを怠ってはいけません．時間がないから必要な部分だけをとるというのは，正常な身体所見を理解・経験しており，病歴聴取がきっちりできる医師であれば効率はいいですが，いつか見逃しにつながる恐れがあることに注意したいものです．

ではいかに病歴聴取/身体所見をとる力をつけるか？

前述したことに加え，すでに診断がついている，また同様の疾患を経験したことがあるからといって，病歴・身体所見をおろそかにしない姿勢が将来に結びつきます．また，よくある疾患を熟知する・稀な疾患に遭遇した経験を大事にする（ただ症例を経験するのではなく，その症例を深く理解する）ことによって，臨床力がついてきます．

自分が診療する患者さんは検査が揃っていることが常，といった専門施設・大病院で生涯勤務する人であれば，病歴・身体所見はそれほど重要でないかもしれません．しかし，一般病院や診療所では「病歴・身体所見で診断・重症度判定に迫れる能力」が必要です．

日常で使える検査は時々刻々と変わっていくものです．今後も新しい検査が世の中に登場してくるかもしれません．また一部の施設でしか利用できない検査も出てくると思います．

病歴聴取・身体所見はどうでしょうか？ 一朝一夕に身につくものではありませんが，一生使える武器であることをよく認識して下さい．そして，将来に出会う患者さんのためにトレーニングを怠らないようにしてもらいたいものです．また高度な検査・絨毯爆撃的な検査をしていた施設から一般の診療所に出る前には，自分自身の「病歴・身体所見で診断・重症度判定に迫れる能力」がどれくらいかを真摯に考えてから現場に出るようにしてもらいたいと思います．

最後に，ある疾患の確定診断において，病歴聴取や身体所見は，「特定の検査」には勝てませんが，「絞り込みの」病歴聴取や身体所見は，「漫然と行われる」検査よりも数段，輝いているのです．また，検査はお金がかかりますが…病歴・身体所見の値段は，「ただ」…いや，「priceless」ですよ．

私ならこうする！ （川尻宏昭の場合）

事例１は，「気になる点（プロブレム？）」をあげてみると

① 微熱，② 複視（外転神経麻痺によるもの？），③ 視力低下，④ 頭痛，
⑤ 脳神経外科（CT/MRI）問題なし？，⑥ 眼科から紹介

の６つがあがります．さらに，症状は約１カ月前からということで「徐々に進行す

る頭痛，視力に関係する症状，それに熱（炎症？ 腫瘍？ その他？）．脳外科で問題なし（頭蓋内の原因はない？），眼科から紹介？（眼科的な問題でもない？）何だろう」と困りつつイメージを作ります．ここから，

・微熱の原因は炎症？（血液検査併用），

・頭痛の原因は頭蓋外？（身体所見），

・複視・外転神経麻痺の原因は？（外転神経麻痺を起こす疾患を調べる）

というプロセスをへて次の一手（身体所見？ 検査？）を考えます．

事例２の気になる点は？ このケースは「労作時の息切れ」という１点になるかもしれません．それ以外は？ そうすると，「１週間前から徐々に起こった」「安静時には，症状がでない（労作時にはでる！）」という特徴があります．

ここでもう一歩．「徐々にというのは，階段状？坂を下るように？」という点を聞きたいなと思います．おそらく「あるとき突然，胸部不快感が生じ，経過とともにその不快感自体は軽快したが，動くとなんとなく苦しい」というような病歴が聞かれるのではないかな．一方では，「息切れ＝肺？ 心臓？」ということを意識していやな疾患をルールアウトします．ルーチンの身体所見ではあまり目立つ所見なし？ 胸部Ｘ線も問題なし？で，「胸部Ｘ線に明らかな異常を認めない階段状に進む労作時の呼吸苦」ということで「肺血栓塞栓症」の診断確率を高めます．

今回の２つのケースは「病歴（経過）」より身体診察を行うことがかなり診断に寄与すると感じます．病気を診断していく過程は，２つのアプローチの組み合わせだと考えています．１つ目は「この病気であるという」アプローチ，もう１つは「この病気ではないという」アプローチです．今回もこの２つの組み合わせを利用するのですが，病歴をしっかり聞くことで１つ目のアプローチによる診断確率の上昇が期待できると感じます．ただし現場では，２つのアプローチをうまく組み合わせることが求められます．「本当の答え（真実）」を知っているのは患者さんだけですから….

Point

- 病歴聴取，身体所見が検査所見を凌駕することはないが，必要な検査にたどり着く前の検査前確率をいかに高く/低くするかは，個人の臨床能力にかかわってくる
- 検査結果は誰が行っても同じだが，病歴/身体所見は，とる医師によって変わってくる
- 検査は時代とともに，また施設により変わるが，病歴聴取や身体所見をとる能力は一生もの
- 「病歴・身体所見で診断・重症度判定に迫れる能力」を身につけるために，研修早期から，また検査ができない現場に出る前には真摯にトレーニングを行うこと

3　異常がなさそうなときも身体診察は必要か
―患者さんの期待―

木村琢磨，（コメント）草場鉄周

今回は身体診察と患者さんの期待について，研修医の今井先生のケースをもとに考えてみたいと思います．

事例

同じ診察で，患者さんを不愉快にさせることも喜ばせることもある

ケース1

52歳の男性が「今朝からあった頭痛がひどくなった」と言って，午後11時に救急外来を受診しました．救急外来を担当していた今井先生は，頭痛がはじまったときの様子や随伴症状の有無など詳細な面接を行った後，髄膜刺激症候を皮切りに全身の診察を行いました．「特に検査の必要がなさそうな機能的な頭痛だな」と考えながら，胸部聴診をしていたときのことです．患者さんに，「はやくCTをとってくれませんかね」とやや声を荒らげて言われ，今井先生はハッとしました．隣で違う患者さんの診療をしていた指導医に相談したところ，「救急外来ではテキパキやらないと駄目だよ．患者さんは診察よりCTを希望してるんじゃないの」と言われました．今井先生は，これ以上の診察はしないことにして頭部CTを撮り，患者さんに問題がないことを説明して，診療を終了しました．

ケース2

今日は今井先生が一般外来で研修する日です．患者さんは78歳の女性でした．最近，“胸がワサワサする”ことがあり，“胸の病気”が心配とのことでした．今井先生は，虚血性心疾患をまず除外すべきと考え，詳細な病歴聴取を行い，胸部はもちろん全身の診察を行いました．数秒から数十秒の胸部違和感であり医学的に心配はなさそうでしたが，「心電図と胸部X線が正常であれば患者

さんも安心してくれるだろう」と考え検査を行い，問題がない旨を患者さんへ丁寧に説明しました．

診療の最後に「何か聞き忘れたことがないか」を尋ねたときです．なんと患者さんに「いろいろやってもらって悪かったねー，それで胸の音は大丈夫かね？やっぱり胸が心配でねー」と言われたのです．指導医に相談したところ，「一般外来では，患者さんを安心させ満足させないとね」と言われました．今井先生は，胸部の聴診を背部も含めて丁寧にもう一度行い，問題がないことを説明しました．患者さんは「ありがとうね．安心したわ」と言って笑顔で帰って行きました．

その後

今井先生は，地域保健・医療研修で在宅診療に立ち会う機会がありました．在宅医は，どんなに安定している患者さんにも胸部聴診を行っていました．そして，在宅医が「胸の音は大丈夫ですよ」と言うと，患者さんも家族も「よかった」，「よかったね」と喜んでいました．今井先生は，無症状の患者さんに胸部聴診をして，どうしてこんなに喜ばれるのだろうと腑に落ちない気がしました．

同じ胸部聴診という診察で患者さんを不愉快にさせることも，喜ばせることもある．診察とはなんだろう．患者さんは何を期待しているのであろう．今井先生は少々混乱気味です．

Q それぞれのケースで，患者さんが期待していることは何でしょうか？

1 診察と患者さんの期待

昔から「医者に診てもらう」というくらいですから，本来，診察をすることは理屈ではないはずです．しかし近年では，画像診断をはじめとする各種検査の進歩が著しく，それに相まって診察に対する医師・患者の考え方が変わってきたといえます．臨床では，診察内容を患者さんの期待に合わせて変化させることが求められます（表）．

1）患者さんが診察を期待しているとき

患者さんが医療機関を受診する際の思いはさまざまでしょうが，診察し

表●診察内容を患者さんの期待に合わせて変化させる

1）患者さんが診察を期待しているとき
解釈モデル：「何らかの病気が心配なので診察してほしい」，「薬や検査が必要かどうか診察してほしい」など
・あまりに合理的な診察のみでは，患者さんにとって物足りないことがありうる ・医学的な適応に乏しくても，患者さんの診察に対する期待感も加味して診察する ⇒ 患者さんが心配している部位や病態に関連した診察をある程度丁寧に行う ⇒ 診察所見に問題がなければ，「大丈夫ですね，病気の心配はなさそうですよ」などと声かけをすれば，患者さんは安心するかもしれない ・診察と検査の順番に留意する．効率よく診療するために，医師の診察前に検査を行う場合にも，できれば簡単にでも診察して検査の必要性を伝える
2）患者さんが診察を期待していないとき
解釈モデル：「以前と同じ薬を出してほしい」，「～について聞きたい」，「～の検査を受けたい」など
・診療の目的が診察以外であることが明確な患者さんには，必要最低限の診察でやむを得ない場合がある ・診察する前に，その必要性と目的を患者さんに説明することが重要．特に特殊な診察（直腸指診など）の場合は必ず行う ・救急外来や大病院では，“ある種の検査に対する期待が，診察に比べ相対的に大きい患者さん”がしばしばいるが，診察結果から検査の必要性の有無をまず説明する
3）患者さんが診察を期待しているのか，していないのかわからないとき
実際の臨床現場，特に慢性期：患者さんも医師も診察について深くは考えていない
・何も言わないうちから，胸を開け始めたり，腕を捲り血圧測定に備える患者さんはもちろん，安定している患者さんでも暗に診察（特に血圧測定，胸部聴診など）を期待していることが多い ⇒ 患者さんをがっかりさせないことが重要．簡単にでも診察して「今日も胸の音は大丈夫ですよ」などと伝えたり，忙しいときの手際良い診察のなかにも，せめて“脈をとる”などの配慮を行う ・医師が無意識に行った診察で患者さんが安心することすらある

てもらうことを期待して受診する患者さんは多くいると思います．「何らかの病気が心配なので診察してほしい」とか，「薬や検査が必要かどうか診察してほしい」という解釈モデルの患者さんです．このような際に，患者さんからみて診察の手際があまりにも良すぎれば，診療内容が正しくても，「ろくに触れてもらえず，診察を省かれた」，「あまり診察してないのに薬だけ出された」などと患者さんに誤解されるかもしれません．

診察には治療的効果の側面があることを再確認する必要があります．よく“手当て”と言うように，「痛いところはここですか？」と医師が尋ねながら触診し，「そこです，そこ！」と患者さんが答えるようなやり取りには，大きな臨床的意義があると考えられます．そして診察した後で，医師が患者さんに大丈夫であることを説明し，患者さんに安心してもらうことが重要です．

ときに診察と検査の順番にも留意する必要があります．例えば混み合った救急外来で，あらかじめ看護師さんにバイタル・チェックや検尿をしてもらってから診察して，薬を出すようなことがあります．もちろん忙しい救急の現場では効率よく診療する必要があり，検査を優先する場合もありますが，患者さんのなかには「診察もしないうちから検査か」などと思う人がいるのも事実でしょう．少しでも患者さんと会って，できれば簡単にでも診察してから検査の必要性を伝えたいものです．

あまりに合理的な診察のみでは，患者さんにとって物足りないことがありうることを肝に銘じるべきです．診察では確かに，診断仮説を踏まえて，その診断・除外に有用で操作特性（感度・特異度）に優れた診察を行い，検査前確率を高める側面が重要です．しかし，診察の意義はそれだけではありません．医学的な適応に乏しくても，患者さんの診察に対する期待感も加味し，患者さんが心配している病態に関連した診察をある程度丁寧に行って，所見に問題がないことを説明することも重要な側面なのです．

2）患者さんが診察を期待していないとき

「診察を全くしないでほしい」と思って受診する患者さんは通常はいないでしょう．もしいれば，特殊な事情や病態を考えるべきです．しかし，“診療に診察以外を求めている患者さん”や，“長い診察や特殊な診察を快く思わない患者さん”は，しばしばいると考えられます．

ときに，「以前と同じ薬を出してほしい」とか，「〜について聞きたい」など，診療の目的が診察以外であることが明確な患者さんがいます．また，患者さんの各種検査に対する期待が，診察に比べ相対的に大きい場合もあります．特に救急医療や大病院の初診外来では頭痛が主訴でも，実は「CTやMRIを撮ってほしい」という受診動機（Part 2-1，p.36を参照）である患者さんが多いのも事実です．このような際は，必要最低限の診察でやむを得ないでしょう．

もちろん，患者さんがあまり期待していないのに診察する必要性が高い場合も多いものです．もし診察する必要があれば，その目的を患者さんに説明することが肝要です．例えば，若い女性の胸部を診察する際に，「肺炎を確認するために念のため胸の音を聴いてもいいですか」とか，直腸診を行う前に「お尻の中に，しこりがないか触ってもいいですか」などと診察の目的を伝え，無用な誤解をされないよう留意するべきです．そうすれば，患者さんは診察される心の準備ができると思います．もちろん看護師に立ち会ってもらい診察することも忘れてはいけません．診察しながら，「ここがこのようになっていたら病気が疑われますが，現在はありません」などと言えば，もともと診察を期待していなかった患者さんも意義を理解してくれるかもしれません．

3）患者さんが診察を期待しているのか，していないのかわからないとき

通常，患者さんは診察について深く考えていないことが一番多いのだと思います．医師も言わば無意識のうちに診察をすることが多いのでしょう．

臨床現場には，来院して何も言わないうちから，胸を開け始めたり，腕を捲り血圧測定に備える患者さんが多くいます．筆者がレジデント時代にはじめて診療所の外来をはじめたとき，所長先生に「胸部の聴診と血圧測定は必ず全員にやるように」と言われたことを思い出します．特に高度な検査機器のない診療所や在宅診療の場では，患者さんも大きな検査ができないことはわかっているので，暗に診察を期待しているのでしょう．診察で胸の音を聞いてもらい，血圧を測ってもらう．それは理屈ではなく，患者さんにとって“医師に診てもらった証”のようなものだと思います．医師にとっては診察しても何も変わらないし，忙しいときは“安定している患者の診察は時間の無駄”と思うときもあるかもしれません．しかし，効率を重視するあまりにこのような患者さんの診察を省けば，がっかりさせることになるでしょう．逆に診察をしても当たり前で喜ばれないかもしれませんが，効率化と手抜きは異なり，忙しいときの手際良い診察のなかにも，せめて“脈をとる”などの配慮が求められます．

何気なく行った診察に，不思議な力があることに驚かされることがあります．例えば，外来で無意識に打診をしたら「今日はいつもより，よく診てもらってよかった」と喜ばれたり，在宅診療で高齢者に普通の診察をしただけで「ありがたい」と手を合わせられてびっくりすることがあります．診察には，医学が医術と呼ばれていたころからの長い歴史があり，特に高齢患者さんの一部には，医師の診察には言葉では言い表せない深い意義が

あるに違いありません.

2 事例の解説

今井先生は，さまざまな臨床現場での経験が足りないために混乱しているだけです．病棟や救急外来のほかに，一般の初診外来・継続外来，在宅診療とバランスよく経験を積めば，診察に関する患者さんのさまざまな期待を察する感性を養えることでしょう．現行の臨床研修では在宅診療や継続外来を参加型で研修する機会は少ない可能性がありますが，せめて見学で現場を知っておく必要があります．むしろ医師として年数を重ねるに従い，ほかの医師の診療を見る機会は減りますので，経験豊富な医師の診療を研修医時代に見る価値は高いと思います.

まずケース1の患者さんは，どちらかといえば診察よりも検査を求めており，患者さんは「今井先生の行う診察が頭痛診療に対する必要性を超えている」と感じてしまったのでしょう．救急という場を考えれば，診察をスクリーニング目的に感度の高い項目のみに絞る〔詳しくはPart 2-2「神経診察スクリーニングの威力」(p.37) を参照〕ことは適切です．もちろん，重症度や鑑別診断からさまざまな診察をする必要性はあり得ますが，必要に応じて患者さんに診察の必要性を説明する姿勢も重要です．さらに今井先生が，「診察結果から頭部CTの必要性は低い」旨を患者さんに説明し，患者さんが納得すれば，CTを撮らない診療となっていたかもしれません.

つぎにケース2では，患者さんは胸の音をよく聴いてほしかったのでしょう.「医師に胸の音を聴いてもらえば，胸の病気かどうか判断してもらえる」と思って受診したのかもしれません．もちろん今井先生は，患者さんを一通り診て胸部の診察も行ったわけですが，胸部の診察に力点をおいたわけではありませんでした．おそらく患者さんの検査の希望は高くはなく，今井先生がはじめから胸の音をやや丁寧に聞いて，診察しながら「胸の音はいいですね，胸の病気の心配はなさそうですよ」などと声かけをすれば，患者さんは安心して診察室を後にしたかもしれません.

私ならこうする！ （草場鉄周の場合）

2つのケースは患者さんが診療に期待するものが診療のセッティングで異なることをわかりやすく示しています．

まずケース1ですが，救急外来というセッティングでは，一般外来と比べて，診療内容にあらかじめ何らかの期待を抱いている患者が多いということを頭に入れておくことが大切なポイントとなります．多くは，今回のような検査による重篤な疾患の除外，あるいは，症状をすみやかに改善する治療（内服，注射，点滴）が患者さんの心のなかにすでにあり，病歴を聴取する段階で，言葉の端々にそうした期待がちりばめられているものです．例えば，「…という症状が続いて，『やはり抗生物質を使わないと駄目だよ』と夫に言われながら，3日間は我慢していたんですよね」という話があれば，それとなく抗生物質の使用を示唆している可能性が高いわけです．医師の側に医学的に有益な情報を収集するのだという意識だけが強いと，こうした発言に十分な注意が払われず流されることになります．

もし，こうした発言がなくとも，筆者は一通りの診察が終わって診断を伝える段階で，患者さんが納得しているという印象が乏しい場合には，「…と考えていますが，何か心配な病気ややってほしい検査などありますか？」と軽く尋ねるようにしています．医師に対してそうした要求を出すことに躊躇し，忙しそうな雰囲気に結局言い出せないまま診察を終える人も少なくないため，診療の満足度を高めることに一定の役割を果たしているという実感があります．

ケース2では「健康である」ことを確認するための身体診察の重要性を意識することの大切さがわかります．診察を通して「肌に触れる」ことは「Touching」という行動に結びつき，想像以上に患者さんに大きな影響を与えます．欧米と比べて身体接触がタブー視されやすい日本においては，その希少性が「Touching」の価値を高めており，心理的な癒しにつながるケースもときにあるかもしれません．もちろん，そうしたレベルにはいかずとも，診察への安心や医師への信頼に結びつき，診療全体や医師—患者関係にプラスに働くことは少なくないでしょう．

まとめると，診察に対する患者さんの期待を診療セッティングに応じて的確に推測し，身体診察そのものもそうした期待の重要なオプションであることを自覚することが大切であるということになります．ジェネラリストの診療の醍醐味はまさにこうした奥の深さにあるのではないでしょうか．

3 おわりに

今日の医師は，患者さんが身体診察にどのくらい期待しているのか，そしてどの部位の診察に期待しているのかを踏まえて，診察の中身をある程度変化させる必要があります．

また，診察には治療的効果の側面もあることを忘れてはなりません．これには，エビデンスなどいらないのでしょう．医療面接から医学的に必要な診察を考えつつ，患者さんの期待を汲み取り，手際良いなかに勘所を押さえたメリハリの利いた診察を行う．そのためには，患者さんの考えを察する感性を養うべく，研鑽する必要があるでしょう．

Point

- 診療内容を患者さんの期待に合わせて変化させる
- あまりに合理的な診察のみでは，患者さんにとって物足りないことがありうる
- 患者さんが診察を期待しているときは，患者さんが心配している病態に関連した診察は丁寧に行う
- 患者さんが診察を期待していないときは，必要最低限の診察でやむを得ない場合もあるが，まず診察の必要性や目的を患者さんに説明することが重要である
- 患者さんが診察を期待しているのか，していないのかわからないことも多いが，効率を重視するあまりに患者さんをがっかりさせないことが重要である
- 診察には治療的効果の側面もあることを忘れない

1　身体診察項目のセットメニュー

大西弘高，（コメント）西村真紀

身体診察に関して，「頭のてっぺんから足の先まで診る（Head to toe physical：HTTP）」という表現がときどきなされます．全身の身体診察を一連の流れで行うという意味合いです．このような身体診察項目のセットメニューはどうあるべきなのでしょうか．また，どういう意義があるのでしょうか．

事例

漠然とした訴えの患者さんへの対応方法

大病院の総合外来でのこと．後期研修医のB先生が次に診察予定の53歳女性の予診票をみると，「主訴：腰痛，体調不良．いろいろと調べてほしい」と書いてありました．何を調べればいいのかB先生は途方に暮れましたが，とりあえずはゆっくり話を聴いてみようと思いました．

でも，患者さんの話す「以前に比べて何となく体調が優れない，眠ってはいるのだけど朝すっきりしない」といった内容はあまり要領を得ませんでした．腰痛については困っているとのことで，腰に焦点を当てた診察をしてみましたが，患者さんはあまり納得している様子ではありませんでした．

Q このような患者さんに対してどのように対応すれば納得してもらえるのでしょうか？

1 全身診察の意義

Part 1-1「身体診察は診断に役立つか？」(p.8) では，身体診察を「スクリーニング」と「絞り込み」に分けることについて述べました．スクリーニングならなるべく感度が高い診察項目，絞り込みならなるべく特異度の高い診察項目を選ぶのがポイントであることも示しました．今回の事例に対しては，スクリーニングの意味で診察するわけですから，感度の高い診察項目を選ぶべきだということになります．

ところが，ここで「全身診察と言っても，どれだけの項目を含めれば全身診察なのだろう？　何か指針のようなものってあるのかな？」という疑問が生じた方も少なくないと思います．病棟であったとしても，一つ一つの診察部位に対して「どの診察をやればいいかな…？」などと悩んでいたら業務が進みませんし，外来では「使えない医者」のレッテルを貼られてしまいそうです．

こういった事態を招かないように，皆さんには「自分特製の全身診察」をもっておくことを強く勧めます．スクリーニング目的なので，「何もなければそれに越したことはない」という所見を確認するためのものです．表1に筆者の例をあげておきます．

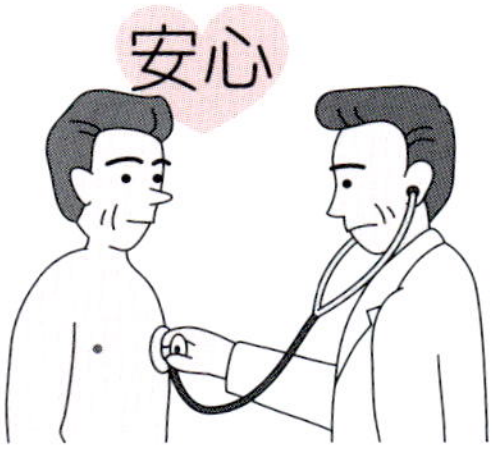

全身診察で重要なのは，体位変換を一定の流れで行い，時間を効率よく使うという点です．表1の例では，頸部までは坐位で，胸部は坐位のままで基本的には上半身の肌が露出する形で（女性で下着を脱ぐか否か，ブラウスの中に聴診器を入れて聴診するかなどについては，必要に応

表1 筆者の全身診察（外来スクリーニング用）：6分程度

目	眼瞼結膜貧血有無，眼球結膜黄疸有無
咽頭・口腔	咽頭壁，扁桃腫大有無，歯や歯肉の状態
頸　部	リンパ節，他の腫瘤，甲状腺
胸　部	心音（Ⅰ音，Ⅱ音呼吸性分裂，Ⅲ音，雑音有無）
	呼吸音（前面6カ所，後面8カ所）
腹　部	聴診，打診，触診（浅い，深い），肝腫大有無，トラウベ三角打診
四　肢	皮膚の色調・温度，脈拍，脛骨前面浮腫

注）バイタルサインは看護師が済ませていることがある．状況に応じて自分でも確認．視診は無意識のうちに行っている

じて説明・同意を得る)，腹部と四肢は臥位でという流れになります．

全身診察の意義は所見があればそれを発見することですが，所見がないときに「全身の状況を確認しましたが，特別何もみつかりませんでした」というメッセージを伝えることにも非常に大きい意義があるように思います．身体診察には，情報収集の意味に加え，医師が患者に触れることで安心感を与え，場合によっては治療的意義をもたせるという意味もあるからです．

2 焦点を絞った診察と全身診察の使い分け

そもそも，なぜ全身診察が必要なのかという点についても改めて考えてみましょう．Part 1-1（p.8）でも述べたように診察の目的は，患者さんの訴えに関連した所見を確認すること（焦点を絞った診察），あるいは患者さんの訴えと関係のない部分に関しても所見の有無を確認すること（スクリーニング診察）です．ただ，患者さんの訴えは，ときにある部分に固執していて他の重要な訴えを覆い隠していることもあります．このような場合に，より重要な問題点を見逃すことは，プロの医師としてあってはならないことです．

例えば，あなたの持っている自動車の調子が悪いとしましょう．修理に出したとき，修理工がエンジンの異音に気を取られ，ブレーキの異常を放置したとしたら，あなたはその修理工の仕事を決して良いとは思わないでしょう．エンジンの調子が良くなってブレーキの利きがより問題になるときに，そちらの問題を見逃していたら事故にもつながります．このことから，問題点をより深く探索するときには，包括的な情報収集が必要であることがわかります．

ただ，病棟では包括的な全身診察が可能ですが，外来現場ではすべての患者さんに全身診察をするほどの時間的余裕はないことが問題になります．病歴を聴いた時点で，どの患者さんは焦点を絞った診察だけでよい，どの患者さんはスクリーニング診察も含めて広く網をかけた情報収集がしたいという選別もしなければならないことになります．

では，スクリーニング診察に関して明確なリストをもっていなければどうなるでしょうか．おそらく，患者さんの訴えと関連した部分についてはいろんな診察項目を思いつくものの，それ以外の身体部位については抜けのない診察を実施できるかどうかが怪しくなりがちではないかと思います．

人間の思考は多くのことを同時に処理するのが苦手ですから，一つ一つの診察所見に集中しながら，どの項目に関して診察するかも同時に考えるのはかなり難しいのです．

その点，全身診察の決まったリストを身体に染み付かせておけば，「この患者さんには全身身体診察をしよう」，「こちらの患者さんには神経診察をしよう」と思った時点で，何をすべきかが自ずから決まってきますので，どの項目を診察するかという余計なことを考えなくてすみますし，診察の順序が決まっているため所見を後で思い出すのもスムーズです．

私ならこうする！ （西村真紀の場合）

全身診察を病棟でとるのは入院時だけではないでしょうか．外来では，「なんとなく調子が悪い」「体重が減少した」など疑うべき疾患があまりに漠然としている場合や，「健康チェック（健康診断）に来ました」というような場合でしょう．つまり，患者さんが特にどこか特定の場所に症状を訴えていない場合に全身チェックとしてみるべき項目を自分なりにもっていると便利です．

私は，まず体温・血圧・脈拍のバイタルをチェック．ジェネラルな印象も大事です．息が荒くないか，表情は？ 顔色は？ 診察では表2のなかの項目は簡単に所見がとれますからみるようにします．訴え・自覚症状がはっきりしなくて身体所見でみつけることができる疾患で多いのは貧血・甲状腺疾患・心房細動などの不整脈だ

表2 ●全身診察（外来スクリーニング用，西村の場合）：5分

バイタル	体温・血圧・脈拍数
ジェネラル	表情・歩き方・話し方
顔	浮腫有無・皮疹有無
目	眼瞼結膜貧血有無・眼球結膜黄疸有無
口腔	咽頭・扁桃
頸部	リンパ節・甲状腺
胸部	心雑音有無・不整脈有無・呼吸音・皮疹有無
背部	呼吸音・CVA叩打痛・皮疹有無
腹部	視診・聴診・触診・肝脾腫大有無・皮疹有無
四肢	脛骨前面浮腫有無・皮疹有無

表３●スクリーニング神経診察法の項目：６～７分程度

認知状態	年月日と曜日，場所，100から７を３回引き算
脳神経	視力（指の本数），四方向の視野，瞳孔，対光反射，外眼筋運動，顔面感覚（触覚），顔面運動（「イ」の口），聴覚（指の擦り合わせ音），咽頭後壁運動，肩挙上，舌突出
運動系	上肢バレー試験，母趾挙上
筋トーヌス	頸部硬直，手関節硬直
反　射	上腕二頭筋，腕橈骨筋，上腕三頭筋，膝蓋腱，アキレス腱，バビンスキー
感覚系	触覚，母趾位置覚
協調運動	指鼻試験，指タッピング，踵タッピング，ロンベルグ徴候，歩行，タンデム歩行

と思います．認知症のある方や，乳幼児では実は発熱していたり，所見で上気道や尿路の感染症が疑われる場合も多いと思います．

神経所見は全例にはとりません．診察室に入ってくる歩行の様子，ジェネラルな印象から神経系の異常を感じたら，表３にあるような項目に移行します．すなわち絞り込みです．認知能障害が疑われたら**表３**の認知状態の項目を調べ，異常がみつかればMMSE（簡易認知機能試験）を行います．MMSEは時間がかかりますので，次回受診日にまわす方が賢明だと思われます．運動神経障害や脳神経障害が疑われた場合には**表３**にある脳神経から協調運動までを調べます．**表３**の項目をルーチンで外来で行うことはかなり少ないですが，「なんとなく変」と訴えてきた方のhistoryを聞いているときに，どうも呂律が回っていない感じがして神経症状をとったところ小脳失調があることがわかった例がありました．

外来では全身診察を取る場面は少なくないので，**表２**の項目はすらすらといつでもできるようになっておくことは外来診療をスムーズにする方法だと思います．

3 事例の解説

Ｂ先生は，訴えがはっきりしない患者さんに対し，傾聴で対応しようとしたのはよかったと思います．ただ，十分にニーズに応えられていたかと言えば，若干疑問が残ります．それは，「受診動機※」に焦点が当たっていなかったからかもしれません．主訴の「腰痛」は，鑑別診断を考えるには明確なので，何となく跳びつきたくなったのでしょう．

受診動機は，主訴の後に書かれていた「いろいろと調べてほしい」の方だったのかもしれません．だとすると，更年期障害，子育てが終わって家が（そして自分の心も）空っぽになってしまった，夫が自分をかまってくれないなどの問題から派生したさまざまな健康不安が底辺にあった可能性も示唆されます．他人からみると「その程度の症状」なのですが，大病院の総合外来に来てしまうほど不安が強い，暇がある，相手をしてほしいというような事情が何かありそうです．

こういった患者さんには，話をゆっくり聴くことも大事ですが，全身をくまなく診ることの意義も大きいと思います．ぜひ，こういうときに外来スクリーニングの診察を有効利用しましょう．

※ワンポイント

受診動機とは，「癌がないか調べてほしい」，「会社を休む理由として明確な診断名を告げてほしい」など，病態生理を考えるための開始点としての主訴ではなく，「この受診において何を最も求めているか」のことです．主訴から系統的に診断は下したものの，受診動機に焦点が当たっていない対応をしてしまうと，決して患者さんの納得は得られません．

Point

- 身体診察に関しても患者さんの受診動機を見極めた対応が必要である
- 自分なりの「全身診察項目」を必要に応じて使えるようにもっておく

2　神経診察スクリーニングの威力

大西弘高，（コメント）本村和久

Part 2–1「身体診察項目のセットメニュー」（p.31）では，「頭のてっぺんから足の先まで診る」全身スクリーニング診察のお話をしました．でも，読者のなかには，「神経系は何も入ってないぞ？」と思った方もおられたでしょう．神経診察スクリーニングは別項目にしていたからです．

今回は，この神経診察スクリーニングについての話題です．

事例

CTやMRIを撮らなくても大丈夫と言える神経診察をしたい

初期研修医のC先生はプライマリケア研修で，とある診療所に来ています．初診外来にて両側の目の奥が痛むという45歳男性を診察しました．受診動機を尋ねてみると，「脳腫瘍が心配で調べてほしいのです．子供が来春高校生ですが，おそらく私立に行くことになりそうなので，学費のことなどを考えると倒れられないと思って…」とのことでした．頭痛は，以前から心配事や忙しい仕事のあるときには感じていたようです．特に，脱力，しびれ，ふらつきといった症状は何もありませんでした．

この診療所にはCTやMRIはないので，撮るとすれば他医に紹介しなければなりません．C先生は，できればスクリーニングの神経診察を実施して，患者さんが納得すればCTなどを撮らずに済ませてもいいのではないかと思いました．でも，スクリーニングの神経診察の方法はあまり考えたことがなく，「やっぱりMRIを撮ってもらいに町立病院に紹介するしかないかな…」と思いました．

Q 神経診察スクリーニングにはどのような項目を含めればよいのでしょうか？

1 神経診察スクリーニング

神経診察については，私自身悩ましく感じてきました．まずは，身体診察と神経診察とを別々に実施するか，ごちゃ混ぜにした方法を新たに編み出すかでも悩ましいです．私はPart 2–1（p.31）で神経診察を含めない身体診察の全身診察を示しましたが，それは身体診察とは別に神経診察のスクリーニング方法を編み出していたからでもありました（表）[1]．

一連のスクリーニング項目を作成するときには，やはりPart 2–1で述べた「体位変換を一定の流れで行い，時間を効率よく使う」という原則を守りましょう．また，抜け落ちないためには，数多い項目をいくつかのカテゴリーに分け，系統的に診察することで，順序や観点がわかりやすくなると思います．**表**では，認知状態，脳神経，運動系，筋トーヌス，反射，感覚系，協調運動の順に並んでいます．

体位変換については，認知状態～運動系の上肢バレー試験が坐位，運動系の母趾挙上～協調運動の踵タッピングが臥位，ロンベルグ徴候以降が立位で実施されます．なるべく，体位変換が少なく済むように考えた結果，このような並びになりました．

2 どういうときにスクリーニング神経診察法を使うか

私は，医療面接の内容から神経系を診察すべきだと判断したときに，神経系のなかで焦点を絞った診察をするか，スクリーニング神経診察法を使うかを考えますが，どちらがいいか迷うこともあります．ただ，今回の事例のような場合には，「診察上特に問題がない」ことを示したいのですから，スクリーニング目的の「感度の高い」項目を使う方がいいと思います．

また，さまざまな項目を系統的に診察することにより，患者さんに安心感を与える効果は大きいです．私は，次頁の**表**のスクリーニング項目をざっと通して行うことで，「脳梗塞が心配だからCTを撮ってほしい」というような心配をされていても，「CTを撮らなくても大丈夫だと思いますがどうですか」と説明し，満足してもらえることが多くなったと感じています．

表●スクリーニング神経診察法の項目：６～７分程度

カテゴリー		項　目	解　説
認知状態		年月日	曜日も尋ねる
		場所	「ここはどこですか？」
		100－7－7－7	「100から7を引いて，そこからまた7を引いて～」
脳神経		視力	１ｍほど離れたところの指の本数
		四方向の視野	上・下で両側に出した指の動きを当てる
		瞳孔	サイズ，左右差，形状
		対光反射	前からでなく横から瞳孔に光を入れる
	坐位	外眼筋運動	指をＨ型に動かす
		顔面感覚（触覚）	三叉神経第１，２，３枝領域を別々に
		顔面運動	「イ」の口をしてもらう
		聴覚	指の擦り合わせ音
		咽頭後壁運動	咽頭反射を起こさせる
		肩挙上	坐位で上から肩を押さえて持ち上げさせる
		舌突出	舌を前方に突出
運動系		上肢バレー試験	５秒保持し，手の低下，回内，小指屈曲をみる
		母趾挙上	軽く指で押し下げる力に対抗して挙上する
筋トーヌス		頸部硬直	臥位で脱力してもらい，頭部を持ち上げる
		手関節硬直	屈曲・進展，回転運動
反　射		上腕二頭筋	臥位で軽度屈曲位で腱に指を当てて叩打
		腕橈骨筋	手を上前腸骨棘におき，茎状突起３cm近位を直接叩打
		上腕三頭筋	肘を90°屈曲し，肘頭の２cm近位を直接叩打
	臥位	膝蓋腱	下腿を地面から浮かせ，膝蓋骨直下を叩打
		アキレス腱	足関節を90°ぐらいに伸展させて腱を直接叩打
		バビンスキー	踵部～小趾近位～母趾近位を尖ったもので擦る
感覚系		触覚	ティッシュをひねってこよりを作り，四肢をそっと触る
		母趾位置覚	母趾を15°ずつぐらい上か下かに動かして確認
協調運動		指鼻試験	患者の指で自分の鼻と医師の指を交互に指す
		指タッピング	母指と示指を迅速に叩き合わせ，左右を比較
		踵タッピング	踵でベッドを迅速に打ち鳴らし，左右を比較
	立位	ロンベルグ徴候	片足（左右別々）で立ち，目をつぶってふらつきを確認
		歩行	10歩ほど歩き，方向転換して戻ってもらう
		タンデム歩行	片足の爪先ともう片足の踵を左右交互に付けて歩行

私ならこうする！（本村和久の場合）

ここでは診察時間が10分前後の外来を想定（私の現状がそうなのですが）してみたいと思います．短い外来診療の実際を考えると，系統的，網羅的な診察はかなり困難です．見た目の印象が重要と思います．どんな印象をとらえているか述べてみたいと思います．

まずは視診，待合室から診察室の椅子に座るまでが勝負です．呼びかけすぐに反応するか（難聴はないか），座っている表情はどうか，姿勢はどうか，立ち上がりはスムーズか，まっすぐ歩いているか，歩幅はどうか，足を引きずっていないか，支えが必要ならそれは何か，あたりでしょうか．

それから病歴．プライマリケアで神経系の疾患で多い訴えは「頭痛」「めまい」「しびれ」[2]（「頭文字をとって“ず・め・し”」と言ったりします）といったところでしょうか．診断には病歴が威力を発揮します．頭痛を訴える患者さんだと，突然の頭痛，朝起きた後の頭痛の２つは外せないと思います[3]．病歴の取り方で勝負が９割方決まる印象です，と言ってしまうと身体診察の意味がなくなりそうですが，そんなことはありません．身体診察の組み合わせは陽性的中率の高い検査と考えています[4]．

話し方は重要なポイントです．呂律はもちろん，話すスピード，トーンにも気を配ります．こんなことがありました．しゃべりにくいと受診した高血圧未治療，50歳の男性が受診されたのですが，聞いた感じでは落ち着いてゆっくりしゃべっている以外で何の問題も感じませんでした．脳梗塞と診断後，入院後にかなり早口で話す方であったのがわかって驚いたことがありました．

めまいでこわいのは脳血管障害でしょう．脳幹部梗塞がこわいところです．起こしうる病態では椎骨脳底動脈の解離も考える必要があります．これを否定するには，頭痛の病歴はもちろんですが，身体所見としては，歩いてもらうのが一番と思います．めまいを主訴に救急車で来た患者さん（ストレッチャーに寝て運ばれた患者さん）を帰宅させる最終関門は歩行テストと思っています．いくらベッド上で症状，所見がなくても歩行時のふらつきで脳幹部梗塞がみつかったというケースは稀ではありません．「歩かせずしてめまいを診断するな」と救急室では研修医に話をしています．臥位，座位では協調運動はみています．徒手筋力テストと手を上に向け回内回外をくり返す急速回内回外運動は失調のみならず，麻痺をみつけるには簡便な方法[4]と思っています．

頭痛で簡単なスクリーニングは，文献３によると

① 頭痛の頻度が急に高くなる　rapidly increasing headache frequency
② めまいや失調があるか？　history of dizziness or lack of coordination
③ しびれやひりひり感があるか　history of subjective numbness or tingling
④ 目覚めるときに頭痛があるか　history of headache causing awakening from sleep

です．これらがあれば，CTで異常がみつかる可能性は高くなるのですが，ないからといって有意に異常でない可能性を下げるわけではなく，悩ましいところです．

明らかな局所症状はないが大脳半球に病変のある患者さんと，大脳半球に病変のない人について調べた文献４によると，大脳半球に病変があるかどうかは

① 人差し指を回して，他方と差がないか
finger rolling　（感度　0.33）
② 筋力評価　assessment of power　（感度　0.30）
③ 急速回内回外運動　rapid alternating movements　（感度　0.30）
④ 前腕を回して，他方と差がないか
forearm rolling　（感度　0.24）

で４つ揃うと感度は50％，特異度は100％だそうです．

現実にはとても心配している患者さんにはCTを撮るのもありかもしれません．厚生労働科学研究から出されている「慢性頭痛の診療ガイドライン」[5]によれば「頭部CTやMRIなどの設備のない一般医は，診断に苦慮したらすみやかに頭痛患者を専門医に紹介することが望ましい」とのことで，病歴，身体診察に賭けている一般医の立場（私のこと）は結構つらい感じもします．

3 事例の解説

患者さんの受診動機は，「脳腫瘍が心配で調べてほしい」ということでした．なぜ脳腫瘍が心配なのかについても尋ねていますが，頭痛についてはいつもの頭痛と違って突発性ではなかったか，痛みの程度は同じか，目覚

めたときの頭痛ではないかについて確認した方がよかったかもしれません．

診察に移ろうとしたときC先生は，今までにスクリーニングの神経診察方法について考えたことがなかったけれども，それが必要だなと気づいたようでした．こういうニーズを感じたときこそ，診療内容を改善するための大きなチャンスです．一度モデルとなる方法を身につけておけば，その後の診療でそれがどのように役立つのか理解が深まっていくことでしょう．

Point

・**神経診察に関しても，必要に応じて使える「全身スクリーニング診察項目」をもっておこう**

参考文献

1）大西弘高，小田康友，江村　正，山城清二，小泉俊三：基本的神経診察法に関する客観的臨床能力試験：妥当性及び評点と学習行動との関連性．医学教育，31：265-270，2000

2）植村研一：「頭痛・めまい・しびれの臨床―病態生理学的アプローチ」，医学書院，1987

3）Evidence-Based Guidelines in the Primary Care Setting : Neuroimaging in patients with nonacute headache. online pub, US Headache Consortium, 2000
http://www.aan.com/professionals/practice/pdfs/gl0088.pdf

4）Anderson, H. E., et al. : Detection of focal cerebral hemisphere lesions using the neurological examination. J Neurol Neurosurg Psychiatry, 76 : 545-549, 2005

5）慢性頭痛の診療ガイドライン作成に関する研究班
http://minds.jcqhc.or.jp/G0000061_0008.html

3　循環器診察技法の習得手順

大西弘高，（コメント）伊賀幹二

事例

心音の聴き分け方がわからない

島田先生は1年目研修医．循環器診察には以前から強い関心をもっていました．ただ，なかなか系統的に学べる機会はなく，それまで一生懸命勉強はしてきたものの，実際にいろんな疾患をみつけることができるかどうか不安でもありました．

さて，ある日の夜のこと，救急外来で当直中に呼吸困難を訴える80歳ぐらいの男性患者が救急車搬送されてきました．血圧は190/70 mmHg，脈拍は110回/分，呼吸回数は30回/分を超え，かなり苦しそうでストレッチャー上で起坐位をとっていました．心音では，心尖部で雑音が聴かれました．

指導医の宇野先生は，「島田先生，患者さんの所見は？ 診断は何だと思う？」と矢継ぎ早に質問してきたので，「頻脈，頻呼吸で，収縮期雑音が聴かれると思います」と答えました．宇野先生は「ちょっと待って」と言って自分でも聴診し，「拡張期雑音じゃないか．全然わかってないな！」と少し怒った様子．島田先生はすっかり自信をなくしてしまいました．

Q 循環器診察はどのように身につければよいでしょうか？

身体診察の技法のなかでも，循環器診察技法の習得はまた独特の難しさがあると感じています．ある程度頭が整理されていないと，知識が現場で活かされにくいですし，事例のような緊急の状況ではちょっとした判断ミ

表●身体診察技法を学ぶ際の段階的目標[1)]

第一段階	適切に診察手技を実施できる能力
第二段階	異常所見をみつけられる能力：ある程度の患者数で正常所見の範囲を理解し，さらに異常所見についての認識（一般的には異常所見を診た経験）が必要
第三段階	異常所見を知覚し診断に役立てられる能力：異常所見のメカニズムを理解し，鑑別できる能力が必要．病歴から鑑別診断をあげ，その鑑別診断に関する異常所見の有無を調べるには，病歴からの診断推論能力も必要

スが命取りにもなります．でも，それだけにしっかりと学んでおきたいという読者の方は多いことでしょう．

身体診察技法を学ぶ際に，一般的に表のような段階があると考えられます[1)]．OSCEでの評価を受けたことのある人なら，OSCEが第一段階の評価に過ぎないことがわかるでしょう．今回の事例の場合では島田先生が所見を正しく指摘できておらず，第二段階に問題があるため，第三段階に行き着けないことがわかります．

1 循環器診察の基本を身につけるコツ

1）Ⅰ音とⅡ音の鑑別方法

では，循環器診察はどういう手順で学んでいけばいいでしょうか．まず，上のような間違いが生じないようにするには，Ⅰ音Ⅱ音の鑑別ができることが重要です．Ⅰ音とⅡ音とのタイミングを誤って認識していたなら，収縮期と拡張期は逆になってしまいます．通常皆さんは，Ⅰ音とⅡ音を聴き分けるためには，「Ⅰ音～Ⅱ音のインターバルとⅡ音～Ⅰ音のインターバルの長さの違い（脈拍数が60～80/分程度ならⅠ音～Ⅱ音のインターバルが長い）」を用いているかもしれません．でも，この方法なら心拍数が100/分を超える頻脈のときにはよくわからなくなります．Ⅰ音～Ⅱ音のインターバルとⅡ音～Ⅰ音のインターバルに差がなくなるからです．

「Ⅰ音とⅡ音がよくわからないぞ!?」と思ったときに，Ⅰ音，Ⅱ音を同定するには，内頸動脈の脈拍との同期から判断するのが一番です．Ⅰ音の少し後には内頸動脈の脈拍が立ち上がりますから，その後の音がⅡ音であるとわかります．心不全で苦しそうな患者さんの診察をする際には，それでなくても肺水腫でcoarse crackleが強かったり，Ⅲ音，Ⅳ音など過剰心音が混ざったりと難しい要因が増えます．まずは，「どういう状況でもⅠ音，

Ⅱ音をきちんと聴き分ける」ことが最も基本なのです.

2）Ⅱ音の呼吸性分裂を聴けるようになるコツ

次に，Ⅱ音をⅡaとⅡpに分けて聴けるかどうかも基本ですが，これもきちんとできていない人が少なからずいるようです．これは，自分の胸で聴診して感覚をつかむのが基本練習となります．慣れないうちは，深呼吸をして止めて聴いた方が聴取しやすいです．2LSBに膜を当てながら，「ドゥン（Ⅰ音），タッ（Ⅱ音），(無音)，ドゥン，タッ，(無音)」のⅡ音部分に注目していると，「ドゥン（Ⅰ音），タラッ（Ⅱ音），(無音)」というふうに，Ⅱ音が２つの音の重なりであることが次第にわかってきます．

ただ「タラッ（Ⅱ音）」において，「タッ（Ⅱa)」と「ラッ（Ⅱp)」の間隔が正常では0.02～0.04秒程度ですから，それがどの程度の間隔かを体得するのは最初難しいかもしれません．以前，Bedside Cardiologyを著したJules Constant先生のカンファレンスでは，「10 cmの高さから１秒かけて指を机に打ち付けて音を出すとき，人差し指と中指を４mmずらして聴かれた“タラッ”という音が0.04秒のズレである（図）」と説明がなされて，ようやく0.04秒がだいたいどういう感じか納得できた覚えがありました．

Ⅱ音の呼吸性分裂を聴けるようになればどういう利点があるでしょうか．私は初期～後期研修の間に天理よろづ相談所病院で伊賀幹二先生のカンファレンス（当時“イガカン”と呼ばれていた）で，「Ⅱ音の分裂が広いと感じたときに，Ⅱpが亢進しているのか，僧帽弁狭窄症のopening snapが聴かれているのか，Ⅲ音なのかを区別する必要がある（場合によってⅡa，ⅡpともにOSかⅢ音が聴かれてⅡ音が３つのように感じられることはあるものの)」と教わり，常に注意してきました．これらはタイミング，最強点，音の質のいずれも違いますので，慣れてくれば鑑別できるようになります．ただ，鑑別できるようになるまでには，おそらく漫然と聴いていてもダメ

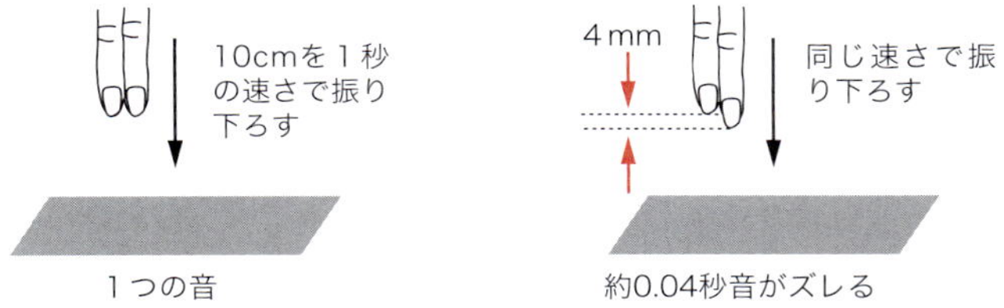

図● Ⅱ音の正常呼吸性分裂においてⅡaとⅡpのズレの間隔を模す方法

で，まずはII音の呼吸性分裂の間隔がどの程度まで正常範囲なのかについて感覚的に捉えられるのが大事なのではないかと思っています．なお，II_pは2LSB付近では聴かれますが，心尖部では聴かれないのが正常です．もし，心尖部でも聴かれた場合にはII_p亢進と言えることも知っておくべきでしょう．

2 収縮期雑音，拡張期雑音の鑑別診断

収縮期雑音の鑑別診断については，成人では，①発熱・貧血などに伴う駆出性雑音，②大動脈弁狭窄症（AS：aortic stenosis），③僧帽弁閉鎖不全症（MR：mitral regurgitation），④閉塞性肥大型心筋症（HOCM：hypertrophic obstructive cardiomyopathy）などが比較的よくみられるものかと思います．これらは，音の強弱変化（駆出性—ダイヤモンド型—か汎収縮期か），音の長さなどによって鑑別可能ということになっていますが，実際には聴診だけで鑑別しにくい例は少なくありません．例えばASでも重症化すれば雑音のタイミングは遅くなり，II音が聴取しにくくなるため，駆出性か汎収縮期か言及できず，MRとの鑑別が難しくなることがあります．

個人的には，単に音からだけで判断するのではなく，診察においては心尖拍動・頸動脈波も組み合わせること，病歴上運動耐用能の低下など心不全症状がみられるときには心尖拍動の位置・胸部X線・心電図などにより心拡大・心肥大なども併せた判断をすることで，決定的な誤りを防ぐことが最も重要ではないかと考えます．例えば，心不全で呼吸困難がみられていて血圧210/130 mmHgといった状況ではASやHOCMが直接原因ではない（大動脈弁前後や流出路狭窄部前後でのpressure gradientを考えるとあり得ない）といった「考えればわかる間違い」を犯さないように理解を深めていくことが，結局「考えながら診察できる医師」の育成につながるのではないかと思うわけです．

それに比べ，拡張期雑音に関しては，①大動脈弁閉鎖不全症，②僧帽弁狭窄症が主な鑑別診断になりますが，音のタイミングも，音質も全く違うので，これらは鑑別に苦労しません．大動脈弁閉鎖不全症では特徴的な身体診察方法が多々あるため，これらを1人の患者さんを診たときにいろいろと確認できれば，次に患者さんを診たときにきっと役立つことでしょう．

3 事例の解説

心音を聴診できるようになるためには，①Ⅰ音とⅡ音の同定，②Ⅱ音の呼吸性分裂の確認という２つの基本事項をさまざまな患者で確認する「経験」が必要です．それとともに，各疾患に特徴的な診察所見を理解し，診察所見同士が矛盾しないか，胸部X線や心電図の結果ともズレがないかを毎回しっかり考えるようにしていれば，徐々にではあっても実力は伸びていくものと思われます．知ったかぶりをすることは，患者さんにマイナスの影響が及ぶ可能性を増やすので，決してしてはいけません．事例の場面では心不全がありますが，まずは酸素や利尿薬の投与など一般的な治療から始め，あとはよくわからなければわかる人に早めに相談することが重要と言えるでしょう．

私ならこうする！（伊賀幹二の場合）

大西先生が言われている“イガカン”（p.45）では，病歴と診察からどのように考えるかということを１時間で１症例のみで週に２回，1992年から10年間行いました[2]．きちんと順序立てて診察を行うという私が一番主張していたものを，そのカンファレンスに５年間出席した大西先生に再度主張していただいたことをうれしく思います．それは私が伝えたかったことを彼も伝えたいと認識した証拠だからです．「鉄は熱いうちに打て」ではありませんが，きちんとした診察の方法は学生のときや遅くとも初期研修のときに修得するに限ります．習慣化してしまえば何でもないものです．

ところで，この事例に登場する指導医は，指導する際に自分なりの教育目標をもっているのでしょうか？非専門医と同じである研修医がバーンアウトする大きな理由が，高すぎる到達目標を指導されることにあると思います．非専門医である研修医は，提示例での原疾患を専門医と同様に議論する必要はありません．研修医レベルなら，「心不全であることがわかり，このような速い心拍数では心音の解析が困難なこと，また心不全は疾患名ではなく原因疾患をきちんと判断する必要があること」を理解すればいいのではないでしょうか？

Point

- 診断に役立つ身体診察技法を身につけるためには，①適切な手技，②正常と異常の違いの認識，③異常所見と診断との関連づけ，の3段階が必要
- 循環器診察で②③の段階の能力を身につけるためには，①Ⅰ音とⅡ音の鑑別，②Ⅱ音の呼吸性分裂の確実な聴取，が基本

参考文献

1）大西弘高：「新医学教育学入門」，医学書院，2005
2）伊賀幹二ほか：研修医のための病歴と身体所見を中心とした問題解決型循環器症例カンファレンス．医学教育，27：181-184，1996

4　身体所見の小テスト

川島篤志，（コメント）大西弘高

「頭のてっぺんから足の爪の先まで」診られる医師になりたい！ そう思ったことのある人も多いと思います．あまり卒前教育の事情には詳しくないのですが，残念ながら日本の卒前教育のOSCE（objective structured clinical examination）では所見のとり方は教わっていても，異常所見のとり方や意識してとる必要性のある状況については指導されていないような気がします〔現在，仮説に基づいた身体診察（hypothesis driven physical examination：HDPE）の有用性の研究も医学生を対象に行っていますが，狙った身体診察についての理解は浅い印象です〕．日本における臨床現場の多くでは，「理論」も教えてもらっていなければ，適切な「経験」を積む場，すなわち身体診察の指導を受ける場も少ない印象です．

誰がとっても同じである客観的な検査結果と違い，身体所見（と病歴聴取）は誰がとった所見か，ということで中身が違ってきます．国家試験の問題では身体診察の結果は文字で書かれていますが，実際の臨床では自分で見つけて，自分で応用しなければいけません．ただ漫然とすべての所見をとっていてもしかたなく，病歴から考えられる鑑別疾患を念頭において，「狙った」身体所見をとる必要もあります．では，どのようにしたら，狙った身体診察，つまり活きた所見をとれるようになるでしょうか？

事例 1

前回の研修医は教わったけど，今回の研修医は教わっていない⁉ ～ローテートの落とし穴～

心雑音がポイントとなる症例でベッドサイド回診をしていたときに…

指 導 医：「あれ？ この身体診察のこと，少し前に講義しなかったっけ？」

研修医A：「えっ！ はじめて聞くと思います…．それか覚えていないんでしょうか？ すみません」
研修医B：「そういえば前回，ローテートしていた研修医Cが研修医室で○○のことを言っていたのを聴いたような気がしますが…．僕たちのクールでは，はじめてのような気がします…」
指導医：「あ，そっか．君たちにはまだ話したことがなかったんかもね．ゴメンね．それでこの収縮期雑音のポイントは…」

事例2

診るべき所見の意識の共有

（患者さんがいない）カンファレンス室での症例検討にて

研修医A：「…身体所見は以上です」
研修医B：「この症例で直腸診をしてないって，ちょっとイケてないんちゃう．鑑別診断に消化管出血も一応あがってるしさ…」
指導医：「あれ，でもBもとってないとき結構あるような気がするけど．ずいぶんえらくなったよなぁ…」
研修医B：「あっ，先生いたんですか．それ言っちゃおしまいですよ．以前，先生に指摘されてからはキッチリとるようにしてるんですから！」
指導医：「みんなも鑑別診断や重症度の判定に必要な身体診察の方法の理論を覚えたら，あとは所見をとるかとらないかは自分次第ってことを忘れないで，臨床に臨めよ」
研修医A：「でも，先生も結構サボってませんか．診療録に記載がないし…」
指導医：「それを言われると…．でもとるべき所見をとって判断したあとは，みんなにこの所見の有無と全身をみるようにってメモして渡してるでしょ…（汗）．真摯に所見をとってくれる研修医がいるからこそ，くまなく患者さんを診られるんだよ．みんなには感謝してるよ」
研修医A・B：「みるべきポイントをちゃんと指摘してくれるからこっちも頑張ろうと思えるし，ほかに漏れがないか，主治医としてキチンと診ようと思っていますよ」

Q 皆が身体診察に関する知識や技法を共有するにはどうしたらよいでしょうか？

1 身体所見の理解を浸透させるためにどうするか？

1）身体所見を理解できていなかった理由とは

筆者は身体所見の小テストというものを行っています．実は身体所見の小テストを作ろうと思ったきっかけは，まさに事例1のようなことのくり返しがあったことからはじまっています．以前，筆者が勤務していた舞鶴市民病院では身体診察の知識は当たり前のように浸透していたのに，市立堺病院で研修医の指導をしていた際に，その習得度に少し疑問を感じていました．指導のしかたも同じであるし，部長であった先生とも共通認識をもっていた（スタッフは2名）ので，「研修医の理解が悪いのかな？」と思った時期もありました．しかし，最終的には「短期ローテート」という問題点に気がつきました．舞鶴市民病院では1年中，同じチームで医療を行い，全体のカンファレンスでも同じ土壌で話をしているので，同じ話を何回も聴いているうちに自然と理解していたのだと思います．しかし，短期ローテートではこちらが「教えたつもり」でも，そのときにはまだローテートで来ていなかったかもしれないし，たまたま忙しくてその場にいなかったのかもしれないし，同じことをくり返すほどの頻度もなかったのかもしれないのではないかと思います．

2）臨床の現場以外でも身体所見を再確認するために

市立堺病院では「病歴聴取と身体所見の重視」という理念をもって日常臨床を行っています．具体的には，オリエンテーションでも身体所見に関する実習/講義を行っていますし，短期ローテートといっても総合内科は最低12週間ローテートを行います．堺病院の内科（総合内科を含めた6つの専門内科に分化している）の垣根はきわめて低く，身体所見に関しては共通のフォーマット（後述）を利用していますし，後述するさまざまなカンファレンスで身体所見のことも伝えてはいます．そのような堺病院でも，研修医に対する身体所見の理解の浸透はまだ不十分だったと思われますので，もしかしたらほかの施設であればなおさら浸透が不十分かもしれません．その原因は，身体所見を臨床現場以外に再確認する場がなかったことによると考え，病歴を短く仮定した症例において，とっておくべき・臨床に活かすべき＝活きた身体所見を「小テスト」という形でまとめて，定期的に行うことにしました．

そのうえで，身体所見の重要性が，ある特定の医師だけでなく多くの医師に伝われば，「文化」として根付く可能性があります．日々の臨床現場や事例２のようなカンファレンスなどの症例の検討をする場で，「身体所見」についての議論が行われるには，ある程度の基盤となる知識が必要です．「身体所見の小テスト」が研修医・スタッフ間で身体所見に関する共通認識のもととなれば，身体所見に強い指導医がいないところでも議論が行われるような文化ができあがります．

2 「身体所見の小テスト」とは

そこで筆者は，「身体所見の小テスト」というものを作ってみました．前述したように市立堺病院では，総合内科を含めたすべての内科入院症例に対して，共通の身体所見のフォーマット（本来はA4 ２枚，図１）が決まっています．これは紙カルテの時代からあったもので，電子カルテになっても，各研修医はフォーマットをもって診察し，その内容を診療録に記載することが求められています．

身体所見の小テストはそのフォーマットに沿って，「どういったときにどういう身体所見をとるべきなのか？」「その身体所見の意義は何なのか？」「身体診察のコツは？」といったことを質問形式にしています（図２）．一例をみてみましょう．

Physical Examinations

(Height & Weight)　　cm　　kg

(Vital Signs)

※ ⎡ BP　/　mmHg,　HR　/min.　(　　position)
　 ⎣ BP　/　mmHg,　HR　/min.　(　　position)

reg. / irreg.(regularly/irregularly)

Respiration　/min.　pattern　normal　/

Temp.　℃

(EENT)

Pupils	normal　/
Conj.	not anemic, not icteric　/
Oral	normal　/
Pharynx	normal　/
Ear	normal　/

(Neck)

Thyroid	not swollen　/
Lymph N.	no　/

(Lung)

Trachea	central　/
Crico.-Sternum	_____fingers
Sternocleid. m.	not in use　/
Supraclavicular LN	no　/
Ausculation	
breath sounds	normal　/
wheeze	no　/
crackle	no　/
stridor	no　/
Percussion	normal　/
Hoover's sign	negative　/

(Heart)

JVP_____cm at_____degree

Abd-J. R　no　/

Apical impulse　not felt　/	felt at_____cm from MSL
S1	normal(single or split)/
S2	normal(single or physiol. split)/
S3	no　/
S4	no　/
Murmur	no　/

(Abdomen)

Bowel sound	normal　/
Bruit	no　/
Wall	soft　/
Shape	flat　/
Scar	no　/
Liver	not palpable　/
Spleen	not palpable　/
Mass	not palpable　/
Tenderness	no　/

(Back)

Spine　shape	straight　/
percussion	no pain　/
CVA　percussion	no pain　/

図1 身体所見のフォーマット

(次ページにつづく)

Physical Examinations（つづき）

(Rectum)

External lesion	no /
Sphincter tone	normal /
Prostate	normal /
Mass	no /
Tenderness	no /
Stool color	brown /
occult blood	ortho.( ) guaiac( )

(Skin)

Clear/

(Extremities)

Deformity	no /
Edema	no /

(Arteries)

	right	left	
Carotid	( )	( ),	normal upstroke/ no bruits/
Radial	( )	( )	
Dorsal. ped.	( )	( )	

(Other Lymph nodes)

Axilla	no /
Inguinal	no /

(Nerve)

Consciousness	J.C.S.______
Cranial nerves	
visual field	normal /
eye movement	normal /
nystagmus	no /
eye lids	normal /
facial sensory	normal /
motor	normal /
auditory	normal /
soft palate movement	normal /
lifting shoulders	normal /
tongue	straight /
Weakness	no /
Sensation	
Tactile	normal /
Pain & temp.	normal /
Vibration	normal /
Rigidity	no /
Cerebellar signs	no /

Tendon reflex

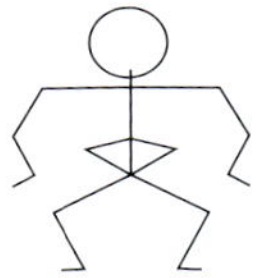

	rt	lt
Hoffmann	( )	( )
Babinski	( )	( )

(Fundus)

papilledema	no /
increased cupping	no /
A : V	___:___
abnomal A-V crossing	no /
bleeding or white spots	no /

図1 身体所見のフォーマット（つづき）

図２ 身体所見の小テスト（Ver.8）　Ver.8より一部抜粋

※● 血圧・脈拍の体位での変化を取らないといけない病態（２つ）は？
● 自律神経障害を疑ったら，ある疾患を念頭において問診・診察する（少なくとも２つ）
● 脱水を疑った時に，チェックする身体所見は？（少なくとも３つ）
● 奇脈のチェックの仕方・定義は？
● 下記の脈の違いは？（代表的な不整脈の名前を記載）
　・regularly irreg. と irregularly irreg.
● 循環・呼吸に問題があるPt.で意識してfollow（プレゼンテーション）することは？
　・vitalで（いくつでも）
　・＿＿＿＿＿が冷たくないかどうか？　但し＿＿＿＿（薬剤：何種類でも）を内服/点滴していると，暖かいことがある
● 口腔内をしっかり見ておかないといけない病態は？
　・感染症
　　※＿＿＿性肺炎/膿胸の場合や＿＿＿＿＿のリスクのある方では注意が必要
　　※副鼻腔炎（特に＿＿洞炎）の場合は上顎の＿＿の有無に注意
　・ステロイド投与中や，免疫抑制状態：（時々，見ておかないと見逃すことがある）
　・膠原病関連で（少なくとも１つ）　　　：
● 扁桃炎と扁桃周囲膿瘍の大きな違いは？（図で書いて下さい）
● 耳をしっかり見ておかないといけない病態と理由は？
　・＿＿＿＿＿＿の疑いがあるPt.：
　・＿＿＿＿＿＿麻痺があるPt.　：
● リンパ節に関して
　全身のリンパ節のチェックはできますか？　触り方のコツは？
● 咽頭痛を訴えて来たPt.で必ずとらなければいけない病歴と身体所見は？（＿＿＿＿ criteria）
● 気管が正中じゃない場合は？（少なくとも２つ）
● 喫煙との関連を示唆する所見や“１秒量”の推測となる所見は？
●「Stridorがあります」と回診で言ってはいけない理由は？
● rattle / rattling って何ですか？
● 下記のcracklesの違いは？（理論上）

	○○を反映	疾患	疾患	その他
Early				
Early to mid.				
Late				
Pan				

● 胸部・腹部の打診をする上で，知っておかないといけない手技的な理論は？
　・手は？　姿勢は？　どの方向に？　叩き方は？　その他？
● 打診はできますか？
● Hoover's sign　negative /　これって何？
● JVPは診ることができますか？
● JVPを経時的に診ないといけない病態（少なくとも２つ）は？
● Abd-J.R　－ / ＋，これはどうやって判定するの？
● エコー / 心電図 / X-pがあるのに，触診を含む身体所見を取る意義は？（自分の意見で結構です）

○○を疑ったら	場所	何を意味している？	聴く時のコツ
S1 ↑			
S2 ↑			
S3			
S4			
AS			期外収縮＋ ⇒ 雑音は（　）
AR			
MR			期外収縮＋ ⇒ 雑音は（　）
TR			
Friction rub			

- 雑音の表記の仕方は？
- 肝硬変を疑ったら，何をみるか？（少なくとも４つ）
- Murphy徴候は，とることができますか？
- 脾腫のチェックのポイントは？
  - ・普通の脾腫と巨脾を疑う場合
- 反跳痛は，とることができますか？
- 虫垂炎を疑った時に，行わなければいけない身体所見は？（いくつでも）
- 原因がはっきりしない発熱（特に亜急性～慢性）があれば
  - ・__________を疑って，心臓以外に__________をチェックする．
  - ・__________を疑って，叩きまくる：具体的に
- 若い人の尿閉を見た場合，________病変を疑って，必ずチェック　同時に________領域の感覚障害もチェックする必要がある．
- 前立腺の触り方は？
- 絶対に前立腺のチェックをしなければいけない病態は？
  - ・______が尿路感染症を起こした場合
  - ・原因不明の__________がある場合（症状や検査異常など，少なくとも２つ）
- 下腹部痛を訴える女性で虫垂炎と婦人科疾患を推定する方法は？
- （おまけ）直腸診をしない状態２つは？
- DM患者さんを診た時に，靴下を脱がせてまで診察する利点は？
- __________を疑う患者さんでは，皮膚生検（ができるかどうか）を念頭において，診察する．その場合の末梢神経障害は__________patternであることが多いので，glove & stocking patternとは異なることに注意しながら，診察を行う
- 関節痛の訴えがある患者さんでは，関節____か，関節____を意識し，整形外科に__________をお願いできるかどうかをチェックする
- 下腿浮腫を認める患者さんでは，何秒で戻るかと，__________周囲の浮腫もチェックする
- slow edemaとfast edemaの違いは？
  - ・fast edema：　　　　秒以内で戻る：__________が疑われる
  - ・slow edema：　　　　秒でも戻らない　　　：__________と__________が疑われる
- 下腿の左右差がある場合，炎症の徴候（４つ）______________________________をチェックし，炎症の主体がどこにあるのかと，____（疾患）を疑ったら____（所見の有無）をチェックする

● ＿＿＿＿＿と＿＿＿＿＿（弁疾患２つ）を疑う時には，特にチェックが必要だが，違いを感じるために，健常人で触りなれておくことが必要である．
● 難聴を訴えてきた場合は，＿＿＿＿ test と＿＿＿＿ testをしておく必要がある（解釈は即答できなくてよい）
● 筋力低下を疑った場合は，＿＿＿＿＿優位か，＿＿＿＿優位かを意識して，病歴と身体所見を取る必要がある．また，＿＿＿＿のため，筋力低下や可動域制限が見られることがあるので注意する

	病歴	身体所見（どこの筋肉か）
優位の場合		
優位の場合		

● 小脳疾患を疑った場合，FNF testだけでなく，＿＿＿＿＿失調を疑って，＿＿＿＿＿をする必要がある
● 乳頭の観察ができますか？
● 眼底が見えやすい状況は？
＿＿＿＿＿を受診した後の，＿＿＿＿＿（時間帯）／もしくは部屋を＿＿＿＿＿した状況

ぜひ，各自の施設でアレンジして，身体所見の勉強に役立てて下さい．
なお，電子化された解答集は作っていません．各施設で「現場で利用できる」解答・文化を作ってください．

1）小テストの中身とやり方

身体所見のフォーマットには，血圧と脈拍が○○ positionでとられた，ということが2つ記載できるようになっています（図1 ※）．それにちなんで，どういったときに体位での変化をとるべきなのか，それはどういう疾患を想定しているからなのか，ということを質問しています（図2 ※）．小テスト後の答え合わせ中は原則，双方向性の議論にしています．

上記の答えを簡単に記載すると，「体液の減少（出血と脱水）があるときと，自律神経障害があるとき」に体位変換によってバイタルサインを測る必要性があり，ともに血圧は下がるが脈が速くなるものとならないもので体液の減少と自律神経障害を区別していることや，体液の減少の程度を予想することができることなどを伝えています．

「体位変換のバイタル測定した？」と指導医は1秒で確認するのに対して，現場の研修医はまじめにとらないといけないので大変ですが，答え合わせ中は，「バイタルは看護師さんがとってくれるわけでもなく，自分自身でとる必要性のある重要な所見であること」，などの小ネタをはさんで，柔らかい雰囲気で双方向性に議論を進めていきます．

続いて，自律神経障害にはどんなものがあるかをあげ，commonなもの（糖尿病やアルコールによるもの，加齢性変化など）とrareなもの（Shy-Drager症候群など）に分け，その身体所見や病歴をとる意義などを順次伝えていくわけです．

2）市立堺病院での小テストの取り組み方

テストといっても点数を競うわけではありません．**全く同じ問題をくり返し行うことによって，習得してもらうことを目的**としています．市立堺病院では，まずオリエンテーションのときに第1回目を行います．詳しくいうと，「宿題」として入職前に配布し，国家試験終了後から入職までに一度身体診察について予習をしてきてもらい，オリエンテーション時に指導医とともに答え合わせを行っています．〔「宿題」についてはレジデントノート誌2008年4月号（Vol.10-No.1，p.56-58）に記載〕．

オリエンテーションで行った後は，各クールごと（12週で1クール）に昼カンファレンス（市立堺病院ではお昼の1時間はお弁当を食べながら行うカンファレンスを火～金曜日に行っている）に全く同じ内容でくり返していきます．2回目以降の答え合わせでの司会進行は，指導医ではなく2年目研修医や後期研修医が担っています．昼のカンファレンスにはどの科を回っていても可能な範囲で出席しており，「身体所見の小テスト」は初期研修の2年間で8回行っています（実際はカンファレンスに出られないこともあるので，平均5～6回といったところでしょうか？）．前述したように2年目初期研修医や後期研修医は1年目の指導にあたっているので，おのずと勉強をして臨むことになり，2年目初期研修医の正答率は9割を越えるようになっています．「教える・教えられる文化」ができあがった市立堺病院で，「教えることは学ぶこと」の実践が行われ，「身体所見を大事にする文化」ができたものと考えています．

3）小テストで「身体所見を大事にする文化」をつくる

小テストの問題は筆者の独断で作成しました．市立舞鶴市民病院時代に教わった，大事だろうなと勝手に感じたことを問題にしていったもので，その後，自分の経験をもとに少しずつ訂正を加えて，現在はVersion 9となっています．

実はこの小テスト，わざと公式の答えを作成していません．答えを見たらおしまい…にしないことと共通の認識をつくり上げることが目的です．皆がわからないところは，その所見は臨床で活かされることはないと思っています．この想いは院外でのワークショップ（後述）をしたあとにさらに強くなりました．答えをくださいという受講生が多いなか，その答えは自施設で作ってください，自施設の文化を創ってください，ということにしています．1人の**「身体所見が得意な人」がいることが重要ではなくて，身体所見の重要性を理解している文化があることが重要**なんだと思います（文化をたちあげるために得意な人は必要とは思いますが…）．

答え合わせに関しては，身体診察に関する書籍は増えてきていますので，そのなかで答えを見つけることが可能だと思います．市立舞鶴市民病院で脈々と伝わってきた身体所見に関する知識の源だと思っている「Willis Note」と呼ばれていた英本が，2008年4月に和訳され出版されていますので参考になると思います[2)]（率直にいって，読みにくいのが難点ですが，いいことが本当に書かれています）．自分の経験を加えたコメントなどは，自分に直接聴いてもらわないことには伝えられないと思いますが，自分と同じような経験をもった先生が，独自のコメントをつけていくことで十分ではないかと思っています．

3 小テストの教育的効果

さて，小テスト終了後には**「大変な医師になったこと」を実感してもらっています．つまり知識・技術を習得した医師は「その所見をとるかとらないか，臨床に活かすか活かせないかは自分次第」ということに気づいてもらっています．**

外来や救急などの忙しい臨床現場ではすべての身体所見をとる時間はないかもしれませんが，まだ経験も少なく時間のある若い医師は，**愚直にすべての入院患者さんの身体所見をとることを怠ってはいけないこと**を伝えています．すでに診断がついている，また同様の疾患を経験したことがあるからといって，病歴・身体所見をおろそかにしない姿勢が将来に結びつきます．

また**「狙った所見だけをとる」ことは，病歴聴取がきっちりでき，正常な身体所見を理解・経験している医師が行うことですが，それでもいつか見逃しにつながる恐れもあります．入院を決めた指導医がとれていなかっ**

た身体所見を入院で受け持つ研修医が補完することでうまくいくこともあります．

Part 1-2「診察と検査はどのように違うのか」(p.15) にも記載しましたが，病歴聴取・身体所見は，一朝一夕に身につくものでもなく，しかも一生使える武器であることを認識して，将来に出会う患者さんのためにトレーニングを怠らないようにしてもらいたいものです．また高度な検査・絨毯爆撃的な検査をしていた施設から一般の診療所に出る前には，自分自身の「病歴・身体所見で診断・重症度判定に迫れる能力」がどれくらいかを真摯に考えてから現場に出るようにしてもらいたいと思います．

4 ワークショップによる小テストの普及

「身体所見の小テスト」はちょっとした思いつきから施設内 (市立堺病院) で始めましたが，2007年1月にジェネラリストのこれからを考える会 (GPEP) のワークショップで始めて以来，全国の研修病院に招聘されて10回以上，学会などでのワークショップでもすでに4回，開催させてもらっています．今までの参加者はきっちり数えたわけではありませんが，500名以上はいると思っています．参加者の多くは「こういったワークショップは受けたことがない！」と，かなりの満足度だと自負しています．ただ，重要なことはこの考え方が広まることだと思っています．

ワークショップ終了後にアンケートをとるようにしましたが，そのなかで気づいたことが「身体診察を学びたい」という人が多いのに対して，「身体所見を教えてくれる人がいない」「臨床に活かしている人がいない」という日本の現状です．予想されていたこととはいえ，残念な結果であります．また身体所見が重要視されない理由では「身体所見についてディスカッションすることがない」という項目に多くの意見がありました．ところが，ある有名な研修病院では，その項目にチェックされていることが少なかったのです．やはり個人の問題ではなく文化が大切だと感じました．

ですので，ワークショップに出た医師が聞いててよかった…だけではなく，そのワークショップの内容を自施設に持ち帰り，そこで身体診察に関する文化を創っていってもらえたらと思います．

筆者が2008年11月から赴任した福知山市民病院でも少しずつ定着しつつありますし，10年後ぐらいには「身体所見の小テスト」をやったことがある，という人が偶然別の施設から集まり，身体所見の小テスト○○病院版，のようなものが，多くの施設でみられるようになるといいと思っています．そして**病歴聴取や身体所見を重視する医師が病院や診療所で育ち，日本の医療文化を変えていけるようになるといいと願っています．**

私ならこうする！（大西弘高の場合）

教育学の観点では，川島先生の使っておられる小テストのような筆記試験は，知識やその理解を確認・評価するための方法ということになります．身体診察は，OSCEで評価できるような「スキル」として議論されることが多いのですが，その前提には一定の知識や理解が必要となるものも少なくありません．その意味で，川島先生が始められた小テストシステムは身体診察の教育に新たな一面を加えた画期的なものだと感じています．

また，自分が実施するスキル，技としての身体診察により，どのような所見が得られたかについては，単に所見陰性・陽性というだけでなく，実際に何が見えたか，何が感じられたかを記述できるかどうかが重要です．例えば，心音にて，収縮期逆流性雑音というだけではなく，S2にかかっているか，背部への放散はあったかといったことにまで言及できた方が，より信憑性は高くなります．知識のテストによって，どのような点がおのおのの診察項目において重要なのかを確認できるようになることが期待されます．

Point

- 「狙った」身体所見をとるための知識の共通認識をもたせる機会が重要で，「身体所見の小テスト」を用いた
- 狙った身体所見をとることは重要ではあるが，経験の浅いうちは愚直に正常所見も含めて診察すること
- 身体所見に詳しい（こだわった？）人がいることよりも，身体所見を重視する文化を創ることの方が重要
- 「病歴・身体所見で診断・重症度判定に迫れる能力」を身につけるために，研修早期から，また検査ができない現場に出る前には真摯にトレーニングを行うこと
- とるべき身体所見について理解すれば，診察を行うか行わないかは自分自身にかかってくることもお忘れなく

参考文献・参考書

1）プリメド社より「身体所見の小テスト」の全部や前述の宿題・オリエンテーションなど研修システムの工夫が満載の本を2010年夏に出版予定です．
↑ただし，ともに答えはつけていませんのであしからず
2）「Dr. ウィリス ベッドサイド診断」（G. Christopher Willis 執筆，松村理司 監訳），医学書院，2008

5　個人回診・管理回診での身体診察

大西弘高，（コメント）川尻宏昭

自分が受け持っている患者さんは毎日回診するのが原則でしょう．あるいはチームで受け持っている患者さんに対しては，定期的に（週１回～数回）診察することになります．そのような場合，どのような観点で診察していけばいいのでしょうか．

事例

患者さんから「部長回診のときの診察には意味があるの？」と聞かれた

新井先生は１年目研修医．頭のてっぺんから爪先までの診察（head to toe physical：HTTP）をいつも心掛けています．受け持ち患者さん５名の診察も，毎日head to toeで実施し，大体１人10分はかかっています．ある朝，糖尿病の教育入院をしている患者さんから，突然質問を受けました．「新井先生は，毎日よく診て下さっていると感謝しています．一方で，週１回部長回診ってあるでしょう．あのときは，１分も経たないうちに，聴診器を当てておしまい．あれって，意味あるのかしら…」．新井先生は，どう答えるべきなのか言葉を失いました．

Q 回診にはどういう種類があるでしょうか．また，それぞれにおいて，診察のしかたや考え方は異なるのでしょうか．

1 回診の種類

回診という用語は，さまざまな意味合いをもっています．主治医として，受け持っている患者さんを毎朝診るというのも回診と呼ばれますし，チームの教育や管理を受け持っている指導医が，研修医などを引き連れてチームの患者さんを診ることも回診と呼ばれます．ここでは，前者を「個人回診」，後者を「管理回診」ないしは「教育回診」と分類したいと思います．

まずは，それぞれの特徴について示します．個人回診は，主治医が毎日行うもので，1人でなされます．担当患者さんは一通り診ていくことになりますので，慣れていないと時間がかかるかもしれません．逆に言うと，かけたいだけ時間をかけられるということにもなります．管理回診は，科の部長などが診療チームの担当患者さんたちを回って診察する活動であり，診療チームのメンバーが同行するのが特徴です．診療チームが大きくなると，ベッドサイドでの人数が膨れ上がりますし，患者数が増えすぎて管理回診にかかる時間も長くなるなどの問題が生じます（経験的には，患者数15～30人が適切です）．教育回診は，臨床教育に役立つように症例を選ぶのが特徴です．できれば，研修医に診察してもらい，それを指導医が確認できる場があれば，いい指導場面になるでしょう．表1に，これらの特徴を一覧にしてみました．

現在，現場で行われているチーム回診は，多くの場合，管理回診と教育回診の性質を併せもつものになっているかと思います．これを改善するためには，診療チームの人数，症例の選び方，時間の長さや教育的効率といった点について，いろいろと考えてみると糸口がつかめるのではないかと思われます．

表1 各種回診の特徴

	個人回診	管理回診	教育回診
参加人数	主治医が1人で実施	診療チームのメンバーが同行	指導医1名，全体で数名（患者に違和感を与えない人数）
症例の選択	担当している症例すべて	診療チームの担当症例すべて	学習すべき焦点を絞って症例を選択
診察のしかた	主治医が1人で実施	多くは管理者のみ診察	研修医に実施させ，指導機会とすることも
時間	主治医の考え次第で長くも短くもなる	時間効率が問題	研修医が深く理解できるだけの時間が必要

2 個人回診から何を学ぶべきか

新井先生は，個人回診にて毎日HTTPを実施しています．これは，手順や正常所見を身体に覚え込ませるためには有効な学習方法でしょう．研修医1年目の最初の時期にはぜひお勧めしたい方法とも言えます．その際に，スクリーニングの身体診察〔Part 2-1「身体診察項目のセットメニュー」（p.31）を参照〕を使えば，異常なしという所見によってどこまで異常がないのかを知る手だてともなります．

● 個人回診のどこにポイントをおいて診察すべきか

ただ，ある程度の期間が経てば，このような身体診察の方法がルーチンの業務となり，逆に何か新しい所見が生じても，「いつものように何もないだろう」とタカをくくって，変化があってもみつけられないということも起こり得ます．このような事態を避けるためには，「どこにポイントをおいて診察すべきか」に関してじっくり考えることが重要でしょう．

例えば，高齢で日常動作に制限の多い患者さんであれば，入院で臥床することによって背側に肺炎を起こす可能性があります．よって，背側の呼吸音を注意深く聴取することは重要です．坐位になるのが難しい患者さんだからといって，胸部前面の呼吸音のみ聴取し，背側のcoarse crackleを見逃してしまうということはあってはなりません．自力で側臥位などになることが難しい患者さんであったとしても，医師が自ら患者さんの体位変換をし，側臥位になってもらって呼吸音を聴くべきでしょう．その際，仰臥位の患者さんなら，膝を立てて手前に引くと，てこの原理で比較的簡単に側臥位になってもらうことが可能です．

また，患者さんの疾患のメルクマール（Merkmal［独］：指標の意味）になる身体所見が明確なときには，それを注意深くフォローすることも重要です．うっ血性心不全の患者さんが入院していた場合，体重，坐位での頸静脈波の観察，coarse crackle，心音でのⅢ音聴取（臥位が聴かれやすい），脛骨や足背の浮腫といった所見がどのように変化するかによって，悪化・不変・改善のいずれの方向に向かっているかが理解できます．このような変化を捉えられるようになると，次に心不全の患者さんを初めて診たときに，どの程度の状況であるかを身体診察だけである程度把握できるようになっていくことでしょう．

管理回診において，通常指導医はこういったポイントを把握したうえで効率よく診察しています．よって，研修医が個人回診の効率を高めようと考えた場合，管理回診において指導医が重視しているポイントをまねることが近道になると思われます．

私ならこうする！ （川尻宏昭の場合）

前述されている**表1**にあるように，回診には，3つの種類が存在します．それぞれに，目的があるのですが，管理回診の目的は一体なんでしょうか？

1）ポイントをついた身体診察で診療の質を保証する

通常，臨床研修における指導医は，① 研修医が担当する患者さんの診療の質の保証，② 研修医の教育，の2つの役割をほぼ同時に行うことが求められます．このことを踏まえると，管理回診の重要な目的は，①の「研修医が担当する患者さんの診療の質の保証」となります．つまり，指導医は，「研修医が担当する患者さんに，質の良い医療が提供されているのかどうか？」という点を注意しつつ，ポイントを押さえた診療を限られた時間で行うことが求められます．具体的に，「ポイントを押さえた診療とはどんなことか？ 指導医はどのような診療を患者さんに効率よく行うのか？」という点を，研修医の立場で「想像し，考え」回診に同行することは，「ロールモデル」としての「指導医の姿」に接する大変貴重な機会ということもできるでしょう．前述されたように，「管理回診における身体診察」は，指導医が，限られた時間のなかで診療の質を保証するためのまさに「ポイントをついた無駄のない身体診察」です．

2）患者・医師間のコミュニケーションの構築

そして，もう1つ診療の質を保証するために指導医が気をつけていることに，「患者・医師間のコミュニケーションの構築」があります．身体診察という診療行為は，医療面接と同様に「情報の収集」とともに，「患者・医師間のコミュニケーションの構築」という役目も担っています．研修医の方たちは，管理回診に同行することで，指導医が身体診察を行うときに，「情報収集としての効率よい身体診察」だけでなく，「患者とのコミュニケーションに配慮した身体診察」を行っていることが見えてくると思います．

3 北米式管理回診とは

日本では，卒前の臨床実習を北米式にクリニカル・クラークシップ（clinical clerkship）と呼ぶこともあります．clerkはもともと「事務員」の意味ですが，医学生が医療面接や身体診察の内容を診療録に記録することがクラークシップの語源です．すなわち，医学生は毎朝基本的な医療面接と身体診察を担当の患者さんにさせてもらい，その内容を記録する際，自分なりに診断やマネジメントを考える訓練ができるわけです．

この北米におけるクリニカル・クラークシップのモデルにおいては，内科の様子をみている限り，管理回診は医学生と研修医のみで行われることが多いです．朝早くから医学生は担当の患者さん（2〜3名程度が多い）を個人回診し，その内容をメモにまとめて研修医にプレゼンテーションします．診療録への記録は，研修医にフィードバックをもらってから行われます．このモデルにおいては，研修医（多くは3年目〜最終年次）が指導や管理の立場を担っているため責任重大ですが，指導医は独自に個人回診を行ってチェックしており，ダブルチェック機構が働いています．

この管理回診のなかで，より深く学ぶべき症例，珍しい症状や所見がみられる症例に関しては，「指導回診」でとり上げるべき症例として研修医が指導医に提案します．指導医は，研修医が指導・管理の能力をもっているかどうかも判断することができますし，研修医は指導医の業務の複雑さを理解する場面にもなっているのでしょう．

● 北米型クラークシップを日本に導入するには

日本では，このモデルは導入できないのでしょうか．表2には，日本でのクラークシップ導入への障壁とされる事項を列挙してみました．①については，米国では医学生に指導医の仕事を手伝ってもらうという目的でクラークシップが導入されたいきさつがあり，これは本質をついていません．

表2 ● 日本でのクラークシップ導入への障壁とされる事項

① 指導医が忙しい
② 研修医が指導・管理できるレベルではない
③ 多くの大学病院は電子カルテ化されているが，医学生が電子カルテに記録することには，医療訴訟対策などの観点から問題がある
④ 患者さんが医学生による医療面接や身体診察を受け入れない

②については，研修医がクラークシップによって育った経験をもっていれば，かなり指導や管理が可能になるだろうと思われます．③については，指導医がカウンターサインするなどの対策がすでに知られており，電子カルテ特有の問題を克服した事例も日本に少しずつ出てきました．④については，指導医や看護部などが密な連携をとり，少しずつ改善を図る必要があるのでしょう．

屋根瓦方式と称して，クラークシップに近い形で卒後研修を組み立てている一般研修病院もいくつか知られています．屋根瓦は，1つ上の瓦がすぐ下の瓦と一部重なり合うことで雨の逆流を防いでいますが,「少し上の学年の研修医が下の研修医の面倒をみる」のが屋根瓦方式の研修の特徴です．このモデルは，北米型管理回診にヒントを得ているのでしょう．

Point

- 回診に，個人回診・管理回診・教育回診の３種類があることを理解する
- 管理回診は，時間効率を重視しているので，研修医が一定レベルに到達してから初めてモデルになりうる
- 管理回診が教育的に上手く機能していないときには，表１を参考にして問題点を分析できる

参考文献

1）大西弘高 編著：「実例からみる卒後臨床研修―プログラム開発の方法論から実践まで」，篠原出版新社，2003

6　教育回診での身体診察

北村　大，（コメント）大西弘高

身体診察が診療現場で重要なのは言うまでもないでしょう．しかし多くの研修医は自分の身体診察に自信がなく，結果的に診察所見をもとに診療内容を変えるまで至らないのではないでしょうか．日常診療に役立つ身体診察の教育を受ける機会が卒前・卒後ともに少ないことが背景にあると思います．そこで今回は，身体診察のベッドサイドでの教育法の一端を紹介したいと思います．

事例（研修医の立場から）

管理回診で部長の質問に的確に答えることができなかった

とある忙しい研修病院にて．新研修医のA先生が肺炎の85歳男性を受け持ちました．

入院翌朝の総合内科部長による管理回診，総合内科は全部で医師6人，今日は外来前の1時間で30人の患者さんを診察しないといけません．部長は流れるように診察を進めます．この肺炎で入院した85歳男性の診察時に，部長は「この収縮期雑音は何ですか？」とA先生に尋ねました．A先生は，MR（mitral regurgitation：僧帽弁閉鎖不全症）じゃないかと思いましたが確信がもてず，きちんと答えませんでした．部長は少し残念そうな面持ちで，次の患者さんへと回診は慌ただしく進みました．A先生は結局疑問点を明らかにできないまま，また同じような心雑音の患者さんがあたってもわからないよ…と気もそぞろに部長の後ろをついて行きました．

Q A先生はどのようにすべきだったのでしょうか？

1 現状の問題

事例は一般的な研修病院でよくみられる風景だと思います．上級医が忙しい，もしくは診察に自信がなく，身体診察の評価が疎かにされています．大学での卒前教育でOSCE（objective structured clinical examination：客観的臨床能力試験）が取り入れられ，研修医の診察能力は以前と比べて向上した感がありますが，所見のある患者に診察をして所見を実感する経験が，今の卒前教育ではまだ少ないようです．

最近は，診察法についての優れた書籍が出版され，CD，DVDでも聴診や診察の流れを学べるようになりましたが，これだけでは即実践できないことを実感される方も多いでしょう．患者さんは何よりの教科書で，例えば項部硬直や筋性防御の硬さは，実際に所見のある複数の患者さんに対して診察を行わないと，自分で診断に利用できるレベルにはなれません．しかし，入院患者さんに対しては，複数の医師でいつでも所見を比較検討でき，検査結果も診察所見の答え合わせに使えるため，身体診察を学ぶ場として最も有効だと思われます．

2 教育回診の意義

Part 2-5「個人回診・管理回診での身体診察」(p.63) でも取りあげられましたが，回診には大きく分けて管理回診，個人回診があります．忙しい臨床では，管理回診ですべての患者さんに教育的要素を盛り込むことは時間の制約があり，現実的には不可能です．そこで**患者さんの負担を感じない人数に対して，ベッドサイドで焦点を絞った診察を行って所見を共有する**，教育回診が効果を発揮します．当院では週3回行う管理回診では，研修医が身体診察の教育を受ける十分な時間をもつことが困難となったため，補填する意味合いで教育回診が始まりました．

教育回診の手法はさまざまで，例えば指導者の前で研修医が症例を発表して病態・想定される所見を見定めた後にベッドサイドで診察し，再度別室で所見の意味，理論的背景等ポイントを振り返るスタイルや，診察対象となる患者さんを指導医しか知らない状況で学習者がベッドサイドではじめて所見を探す方法などいろいろあるかと思います．指導医は忙しいでしょうが，時間がないなりに，時間もコンパクトに，扱う内容も少量でも構いません．最初は指導医が教えやすいものからでいいと思われます．忙しい診療の合間に，研修医に必要と思われる所見をもつ教育的な症例をあげて患者から教育回診の同意を得ること，指導の時間を継続してもつことは，実際は指導医にとっても結構大変なことです．しかし紙面のうえで学んだことを実際の場で確認すること，また同じ重要事項でもくり返し話して別の患者さんの診察場面で実践することは，研修期間の短い研修医にとって意義深いものです．

3 教育回診の例（市立堺病院）

当院では教育回診を身体診察の教育の柱の１つとしています．総合内科では週３回の管理回診のほかに，教育回診を週に２～３回，毎回１症例，ある１テーマについて理論的背景の復習と診察を，当科ローテート中の学生・初期・後期研修医対象に30～40分間行います．知識の復習をかねたディスカッション，手技の事前の練習の後，事前に許可を得た当科入院中の患者さんのベッドサイドで診察・指導をして，研修医が実際の理論と所見を結びつけ，実践できることを目標とします（図）．

教育回診へのニーズは研修医の学習時期で異なりますが，たとえ基本的な内容の復習でもくり返し行うことは重要です．

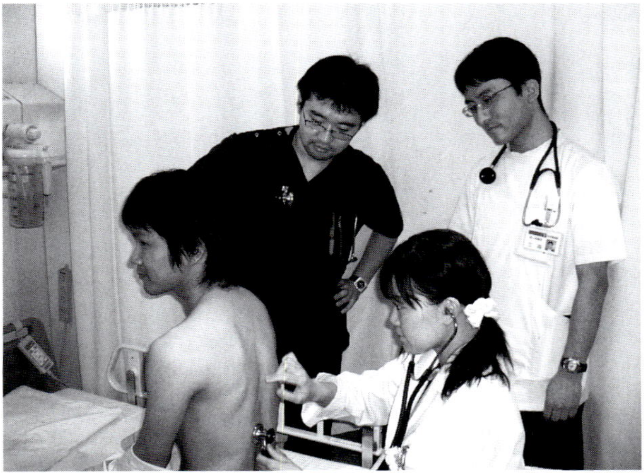

図 ベッドサイドで聴打診法を実施する研修医とそれを見守る指導医・後期研修医

4 教育回診での指導医の役割

事 例（指導医の立場から）

自分の指導している研修医が管理回診でうまく質問に答えられていなかった

A先生の指導医は，管理回診中にA先生が収縮期雑音の鑑別に自信をもてない表情をしていたのを見逃しませんでした．そして，教育回診でこの点についてゆっくり学ぶ機会を与えようと考えました．

教育回診では，肺炎の患者さんの収縮期雑音に関して，A先生にいくつか質問をしました．まずは，収縮期雑音の一般的な原因，特にAS（aortic stenosis：大動脈弁狭窄症）とMRについて，聴診部位，音の性質や放散の方向の違い，頸動脈波の違いなどについて周囲の研修医にもときどき質問を振りながら進めました．音の性質はCDでも確認し，そのなかでASではPVC（premature ventricular contraction：心室性期外収縮）の後に雑音が大きくなることも確認しました．また，ASや閉塞性肥大型心筋症で禁忌となるような薬剤について尋ね，前負荷を低減するような治療はいずれも適さないこと，それゆえこれらの疾患をMRなどから鑑別することの重要性を参加者に理解させました．

その後，人数を5～6名に限定し（患者さんに圧迫感を与えないように），実際に患者さんのもとへ診察に行きました．患者さんには事前に複数の医師が診察に来ることを伝えてありました．まずは，A先生が聴診し，簡単にその所見について指導医や研修医に共有した後，ほかの研修医もその所見を確認しました．また，その内容については改めて理屈通りになっているかカンファレンス室で5分ほど振り返りを行い，終了しました．

Q A先生の指導医による教育回診の意義は何でしょうか？

5 身体診察の必要性・重要性の伝えかた

研修医が**毎日患者さんから得られた診察所見を指導医と議論し，所見を実際の臨床決断に適応する経験をくり返すことで，研修医は身体診察の有効性，重要性を実感できます．**初期臨床研修の目標が基本的臨床能力の向上にあるからこそ，このような経験は重要です．

特に検査に頼ることが難しい診療所や在宅医療の現場では，身体診察は強力な武器です． common diseasesを多数診るなかから，異常を見分け・拾い上げる診察能力が必要になります．外来診療は病棟診療に比べて診察内容の確認・フィードバックを受けづらく，外来をはじめるまでに自分の診察能力を高めておきたいところです．

また，診療所からの紹介状の中身で一番重要なのは病歴と身体所見でどれだけ診断に迫ったかです．優れた絞り込みの診察が臨床的にも医療経済的にも有効なことを，紹介状を通して診療所から病院に主張したいところです．初期研修における地域医療研修で，筆者はこの点を伝えています．

6 教育回診による院内の環境の形成

手技の学習は，俗に“see one，do one，teach one”と呼ばれます．実際に診察の手本を診て，実践し，そして人に教える機会をもつことで，さらに理解を深めることができます．

研修医・スタッフも含めあらゆる医師が，身体診察が臨床に活かせるという実感をもつと，カンファレンスで診察所見に関する議論が生まれます． 身体診察の理論と活きた身体所見を結びつけ，日常診療で得た診察所見をアセスメントして臨床に反映する習慣は，研修医にとって貴重です．後期研修医やスタッフが教育回診を行うことで，身体診察を重視する雰囲気が生まれ，意義は大きいでしょう．

時間効率の面から，管理回診において身体診察の教育を兼ねようという指導医も多いと思われます．しかし，多くの研修医はそのような駆け足の回診では，なかなか理解を深めることが難しいでしょう．若い医師が診察所見に少しでも自信をもって取りにいけるためにも，身体診察を重視した教育回診の効果が大きいと考えています．

私ならこうする！（大西弘高の場合）

まず，身体診察を学ぶには，表の３つのレベルがあることを理解しておくのがよいかもしれません．単に手が動くだけでは異常所見を「異常である」と認識するこ

表●診察学習の３つのレベルと，学習目標，学習や診察精度向上のポイント

主なレベル	学習目標	学習のポイント	診察精度向上のポイント
臨床実習前	適切な手技を身に付ける	・頭頸部，心血管系，呼吸器系，腹部，筋骨格系，神経系など，それぞれに個別の手技が存在 ・一部にはシミュレーターが有用	・診察手技の標準化と自身での振り返り ・学生同士での実施とフィードバック ・OSCEと教員からのフィードバック
臨床実習～初期研修	異常所見を見つけられる	・正常・異常所見に関する認識が不可欠 ・それぞれの所見をもつ患者を診る経験が必要 ・各種マルチメディア教材，シミュレーターも有用	・臨床実習前レベルの手技の標準化を確認 ・ほかの医師，特に経験豊富な医師の所見との擦り合わせ ・客観的な検査所見との擦り合わせ
後期研修以降	異常所見を診断に役立てられる	・異常所見のメカニズムの理解と鑑別能力が必要 ・鑑別診断に関して，病歴や検査所見との関連を考えつつ診察	・初期研修レベルの手技の標準化を確認 ・診断にgold standardとなる検査との擦り合わせ

とができないのは言うまでもありません．常に，自分の手技，自分が得た所見の正常・異常について，さまざまな形でフィードバック情報を得られるように努力することで，自らの診察手技を向上させることができます．ここで分けたレベルと目標については，一般的な像について述べていますが，実習や研修で少しでも上のレベルをめざせるように指導医は配慮すべきでしょう．

もう１つのポイントは，診察手技の標準化です．“なんとなく”診察している状況では，自らの身体所見を「臨床決断」に活かすことができません．例えば，神経診察において「腕橈骨筋反射」を後期研修以降のレベルで実施する場合には，C6レベルの脊髄反射であること，深部腱反射は上位ニューロンが障害されると抑制が取れて亢進することを理解しておく必要もあります．また，仰臥位の患者さんへの診察手順としては，「両側上肢の肘関節周囲の筋が緊張していない状況で，両手をそれぞれ同側の上前腸骨棘におき，患者さんの橈骨茎状突起より１～２cm近位部に検者のハンマーを持っていない側の示指をそっと押し当て，その上からハンマーを軽く振り下ろす程度の力で叩打する．肘関節の屈曲があれば陽性」といった細かい記述ができるレベルになっていなければ，左右を等しく診察できているかどうかも怪しくなってきます．この意味では，数多くの身体診察法を単に知っているよりは，基本的な身体診察法を確実に実施し，解釈できる方が，意義が大きいでしょう．

Point

- 教育回診は，管理回診では教えきれないような診察手技・態度などを，実際の患者さんを前にして教育する実践的な場である
- 診察所見から臨床決断が変わるという経験を上級医とともにくり返しもてば，研修医は身体診察の有効性・重要性を改めて納得する
- 多くの医師が身体診察の重要性・有効性を実感することで，診察所見の議論の場を生むことができる

1　若い女性の胸部診察

本村和久，（コメント）金城光代

臨床，つまり患者さんを診るという仕事にはいつも答えのない悩みがつきまといます．患者さんもいろいろ，医師もいろいろ，患者医師関係を取り巻く環境もいろいろ，答えがないのは当たり前かもしれませんが，患者さんが不利益を被るという不正解が常に存在するのもこの仕事の特徴です．ここでは答えのない世界でどう考えるべきかを試してみたいと思います．

さて本題に入りますが，若い女性の胸部診察，男性医師である私にとってかなり気を遣う（すり減らす？）仕事です．何をもって「若い」とするかは大きな問題であり，「若くなければ気を遣わなくていいのか？」という問いの答えは当然“NO”ではありますが，話をわかりやすくするために一応「若い」と付けさせていただきます．「男性患者でも診察を恥ずかしいと思う人はいるのでは？」という疑問もわきますが，これも話をわかりやすくするために，「若い女性の胸部診察」→「若い女性の胸部聴診」として，まずは２つの事例を考えてみたいと思います．

1　若い女性の胸部聴診

設　定：ここは約300床の総合病院です．新患は内科各科の後期研修医を中心に均等に割り振っています．外来看護体制は人数的に厳しく，看護師が医師の診察に介助のために入るのは直腸診のときぐらいです．

登場人物１：患者さん〔鈴木さん(注：事例1と2は同じ設定ですが別人です)〕
患者さんは生来健康な20歳女性，会社の健診で心室性期外収縮を指摘され，内科外来を受診しました．胸部症状はなく，既往も特になし，健康で妊娠もしていないと予診表に書きました．

登場人物２：医師（山村医師）

医師は26歳男性，消化器内科の後期研修医，内科一般についても高い関心をもっています．健診のフォローは日常業務です．午前の外来は予約30人と一杯ですが，そのなかで新患も診ないといけません．

登場人物３：医師（海野医師）

医師は26歳男性，呼吸器内科の後期研修医，内科一般についても高い関心をもっています．健診のフォローは日常業務です．午前の外来は予約10人と今日はたまたま空いています．

登場人物４：看護師（田中看護師）

看護師は50歳女性，患者さんにやさしいベテラン看護師です．研修医にとっても頼れる存在です．

事例 1

服の上から聴診したら，「きちんと診察して！」と不満を言われた

診察前の山村医師のひとりごと

「若い女性の心室性期外収縮？ 症状もないんだろう？『問題ない』って健診の結果に書けばいいのに，患者さんにとっても医師にとっても無駄な時間だよな．早く終わらせないと」

実際の山村医師の診察

簡単な病歴聴取を終え，やはり症状なし，脈をとっても，不整はみられませんでした．「これで胸部診察のために，胸を大きく開けてもらっても，検査前確率からいっても何かみつかる可能性は低いしなあ．看護師も忙しそう，患者と医師だけで胸部診察するのもどうかな？」と山村医師は思いながら，服の上から聴診．「雑音なし」と記載し，患者さんにも説明，帰宅となりました．

その後

外来終了後，ベテランの田中看護師が言いにくそうにしながら，山村医師に話かけてきました．

「実は…健診結果をもってきていた若い女性の鈴木さん，わかります？ 鈴木さんが言うには，かぜを引いたりしてたまに受診するかかりつけのクリニックの先生は循環器が専門で，診察のときは，服の上から聴診器を当てたりし

ないそうなんです．心雑音があるかどうかは服の上からじゃわからないって以前言われていたそうです．『健診で異常と言われたので，わざわざ大きな病院に来たのに，専門外だし，診察は適当だし，ほんとに大丈夫かしら．今からかかりつけの先生のところに行きます』って．若い娘ってむずかしいですね」

山村医師の叫び

「どうすればいいの？ 診察方法のオプションを並べて説明？ そんな時間はないよ！」

Q 山村医師はどうすればよかったのでしょうか？

事例 2

手を抜かずに丁寧に診察したのに，「いやらしい！」と不満を言われた

診察前の海野医師のひとりごと

「若い女性の心室性期外収縮？ 症状は本当にないのだろうか．若い女性が半日つぶして外来に来るのだから，見逃しは避けたいところだな」

実際の海野医師の診察

海野医師が病歴聴取で詳しく症状を聞いてみると，「大したことないと思って予診表に書かなかったのですがたまに2年前から動悸があるんです」とのこと．安静時の動悸で，胸痛はなし．不安が強いわけでもなく，パニック症候群でもなさそうです．僧房弁逸脱症は考えないと，と思い，患者さんに僧房弁逸脱症の説明をしながら聴診へ．看護師は忙しそう，胸をはだけてもらうのは，問題と思い，服を持ち上げて，僧房弁領域を聞くためにブラジャーのホックも外してもらいました．聴診上，クリックを含め雑音なし．脈の不整なし．患者さんに所見なしを説明しました．動悸がひどくなるようなら再受診するよう説明，帰宅となりました．

その後

外来終了後，ベテランの田中看護師が言いにくそうにしながら話すには，

「実は…健診結果をもってきていた若い女性の鈴木さん，わかります？ インターネットで心室性期外収縮については調べていて，本人は大丈夫と思って

いたそうです．親が心配していたので，しぶしぶ受診したみたい．『動悸も数秒でよくなるので，病気でも何でもないと思っていたのに，なんでこれくらいのことで根掘り葉掘り聞かれないといけないの？ 診察も胸ばっかりで，なにかいやらしい！』ですって．先生が丁寧に診察しているのに若い娘ってむずかしいですね」

海野医師の叫び

「どうすればいいの？ 手を抜かず診察したのが悪いの？」

ふと待合室に置かれていた女性週刊誌の表紙に書かれた「ドクハラ（ドクターハラスメント）に気をつけよう！ こんな医者にはかかりたくない」の見出しが目に入りました．

Q 海野医師はどうすればよかったのでしょうか？

2つの事例ともまさに「どうすればいいの」ですが，筆者に答えがあるわけではありません．答えはありませんが，問題点の整理ぐらいはなんとかできそうです．以下の分類を試みてみました．

2 患者さんの立場

患者さんの立場を3つに分けてみました（表1）．

1）できるだけ触られたくない

「診察が重要なのはわかるけど，他人に触れられるのはいや」という感情は理解する必要があると思います．診察室という密室でもあり，医師は注意が必要です．

2）露出がなければ容認

「診察が重要なのはわかるので，露出がないように配慮があればだいじょうぶ」という話を患者さん自身から聞くことが何回かありました．肌の露出に対して配慮のない医療機関には行きたくないとの話も聞いたことがあります．最も多い立場ではないでしょうか．

3）きちんと診てもらいたい

「診察は重要なので，恥ずかしいとか言っていられない」という意見をご

表１●胸部聴診時のメリット・デメリット ～患者さん編～

患者さんの立場	メリット	デメリット
触られたくない	不要な詮索を受けない 触れられない 診察時間が短くてすむ	疾患が見逃される可能性
露出がなければ容認	聴診はしっかり受けることができる 胸を見られることはない	疾患が見逃される可能性（上よりは可能性低）
きちんと診てもらいたい	身体診察はしっかり受けることができる	胸を見られてしまう

くたまに聞きますが，私の経験からは少数派のような印象です．

3 医師の立場

患者さんと同様に医師の立場も３つに分けてみました（表２）．

1）服の上からもやむなし

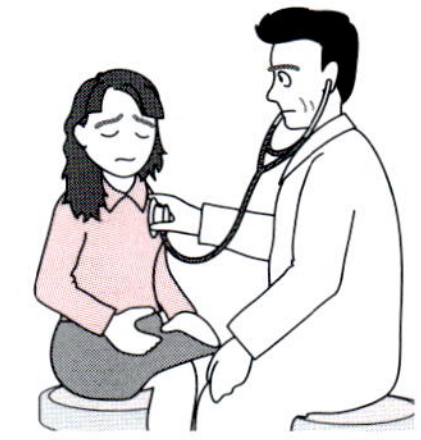

「検査前確率が低ければ，聴診は儀式」という意見はもともと健康な人をみる健康診断などではもっともな意見と思います．聴診の検査特性（疾患を診断する感度，特異度）を考えて，聴診を行うかどうかを決める態度は一概に責められるものではないでしょう．学校健診などでは，受診者の羞恥心は当然強いので「胸をはだけさせてドクハラで訴えられたらかなわない」という話も聞きます．医療従事者不足の時代で「看護師をいちいち呼んでいられないので服の上からもやむなし」という意見も聞きました．しかし，疾患を見逃すリスクは背負います．

2）服を脱がせないが，聴診器は肌に直接あてる

この方法が最も現実的な方法と思います．患者さんに配慮して，露出は避けたいところです．ただ，方法として

① 首の上から聴診器を差し込むか？

② 下から聴診器を差し込むか？

③ ブラジャーが邪魔になるときは，持ち上げてもらう？ ホックは必ず外す？

表2●胸部聴診時のメリット・デメリット ～医師編～

医師の立場	メリット	デメリット
服の上からもやむなし	診察時間が短くてすむ 気を遣う必要が少ない 病歴聴取に時間をかけられる	疾患を見逃す可能性
服を脱がせないが，聴診器は肌に直接あてる	聴診所見はとれる 気を遣う必要が少ない	疾患を見逃す可能性（上よりは可能性低）
きちんと診察	身体所見がしっかりとれる 乳がんのスクリーニングなどもオプションとして可能	看護師の配置，プライバシーなど人的資源，設備が必要 患者医師関係悪化の可能性

など，これはこれで悩ましいところです．①から③全部必要だったり，①だけで済ますなど，バリエーションは多くあります．これでも，1）同様，視診は当然できず，見て判断できるはずのヘルペス，乳腺炎，乳がんの見逃しなど，苦い経験はいくつかあります．

3）きちんと診察

視診を含め，胸部を診ます．場合によっては乳房触診も行うという態度が正統派でしょう．医師が必要性をきちんと説明すれば，問題はないのかもしれません．ただ，どこまで説明し，時間をかければ，納得したうえでの診察となるのかの答えは私にはありません．

4 まとめ

患者さんの立場，医師の立場それぞれ3通りあるとしたので，組み合わせは3 × 3で9通りになります．フィーリングカップルなんとか（古い）というテレビ番組さながら，患者さんと医師で思惑が一致する確率はあまり高くないのかもしれません．女性患者が胸部診察をどう望むかについては研究[1)]があり，「服を少し開く」がよいという人が47.4％，「服を脱ぐのはよいが下着はつけたまま」がよいが23.7％，「服を着たままがよい」とそれとは逆の「服を脱ぐのは構わないが，しっかり診てほしい」がそれぞれ4.4％という結果になっています．約7割の女性が「下着はつけたまま」での診察を希望しているという結果です．実際の診察前には患者と医療者の立場のすりあわせが必要ですが，診察ごとに，いちいちこの**表1，2**を示して説明するのも，忙しい臨床では現実的には思えません．「服の上から聴診して疾患の見逃し」や「胸をはだけさせてドクハラ」などで訴訟となり，医療者側が負けるような判例があれば，そう言ってもいられないかもしれません．こういった分類がどう役に立つのかこれまた答えはありませんが，さまざまな観点があると頭を整理することは重要かもしれません．以上，「かもしれない」ばかりの実用的な解決策を示すことができない駄文にお付き合いいただいたことに感謝申し上げる次第です．

私ならこうする！ （金城光代の場合）

男性医師に比べ女性同士では胸部診察に気を遣うことは相対的に少ないでしょう．理想的には下着を持ち上げて乳房や皮膚の視診も含め，系統的に行いたいと思っています．患者さんの側から何も言わず聴診しやすいようにブラをはずし服を持ち上げてくださる方もあれば，ブラジャーをはずした方がいいでしょうか，と確認をとる方もいます．若い女性が聴診をする前に戸惑っている様子を感じれば，襟のボタンをはずして胸が露出しない範囲で聴診するか，下方から聴診器をいれて聴くことになります．相手がどんな様子かを瞬間的に判断して診察方法を変えているのが現状です．自分が患者さんの立場で男性医師に診察を受けるとしたらやはり戸惑うのではないかと思いますから，現実的には服を持ち上げずに聴診器は肌にあてて聞く場面がやはり多いのでしょう．

Point

- 患者の立場になって診察にあたりましょう
- 身体診察でみつけられる病気を常に念頭におきましょう
- 答えがない場合があることを受け入れましょう

参考文献

1）橋本成修 ほか：身体診察に対する女性患者の抵抗感についての意識調査．医学教育，32：409-414，2001

2　小児と成人での身体診察の観点の違い

北西史直，（コメント）飯泉哲哉

事例

乳幼児に大泣きされてしまって，診察が十分にできない

ある夏の日，内科後期研修医Ａ君が日曜日の救急当直を行っていました．その日はヘルパンギーナや手足口病などの夏かぜと言われる感染症の患者さんが多数来院されていました．そのなかで１歳の男の子が昨日からの発熱を主訴に来院されました．体温は39℃ありますが，機嫌はよく，咳，鼻，下痢などの発熱源を想像する症状はありませんでした．病歴からは「また夏かぜか」といった診断が思い浮かびました．胸部の聴診から始まり，目，耳の診察と進み，口の診察を行いました．口腔・咽頭には何も所見はありませんでした．「あれ〜口の中に何も所見ないぞ〜」，ヘルパンギーナと診断できず，少しあせりながら，「手足口病も熱がでることはあるし…」とすでに大泣きをしている男の子の手・足・おしりの視診をしました．発疹はみつかりませんでした．「突発性発疹か熱中症だろうなあ．でも尿路感染症，髄膜炎も考えなければいけないな．少なくとも髄膜炎は見逃してはいけないなあ」と考えました．しかし，すでに大泣きを始めた男の子の項部硬直の判定は不可能でした．「診察室に入ったときは機嫌よかったし，採血までは必要ないよな，アセトアミノフェン頓用で様子をみたいけど，髄膜炎の可能性を聞かれたらどうしよう」．後期研修医Ａ君は困ってしまいました．

Q 小児の身体診察で気をつけるべきことは何でしょうか？ 小児が大泣きする前にどんな診察をしておくべきだったでしょうか？

1 事例の考察

小児は自覚的な訴えに乏しいため，ご両親のお話と観察（身体診察）が重要になります．小児科の診察方法を扱った教科書などには子供を泣かせないこと，そのためのコツなどが書いてあります．確かに話し方を工夫したり，椅子から降りて子供の目線で診察を行うなど泣かせない努力は必要です．それでも乳幼児はしばしば泣いてしまいます．それゆえ子供の診察は苦手，嫌いといった医師も少なからずいらっしゃると思います．

小児科医以外の医師が子供，特に乳幼児の診療を行う機会はほとんどが救急外来を担当したときではないでしょうか．昨今小児救急に関してさまざまな話題がありますが，髄膜炎や腸重積などの小児科（専門）医がただちに診療を開始しなければならない疾患は現実的にそう多くはありません．たいていは上気道炎などのウイルス疾患，便秘，喘息，蕁麻疹などです．**3カ月未満の発熱児**や見るからにぐったりしている子供は小児科医に任せやすいし，任せるべきでしょう．問題になるのは，軽症だけれど，不安にかられているご両親をいかに安心させることができるか，かつ万が一思わぬ方向に病状が進んだときのための，トラブル（訴訟？）対策でしょう．

この事例のように，発熱のみの症状（fever without a source）で，見逃してはいけない疾患に**髄膜炎**があります．そうめったにある疾患ではありませんが，現時点で**インフルエンザ菌タイプB（Hib）**や**肺炎球菌**のワクチンが定期化されていない日本ではあなどれない疾患です．救命はできても**難聴**などの後遺症を残すことがあります．診察時点では髄膜炎には至っていない **occult bacteremia** という髄膜炎予備軍のような病態もあります．すべての症例に血算，CRP，血液培養を行うのも現実的ではありません．病歴や身体診察でいかに現時点では髄膜炎は否定的であるか，ご両親に説明し，診療録に記載することが重要になります．髄膜炎を疑ったときの身体診察で有用なものとして，**項部硬直**などの**髄膜刺激症状**と**大泉門の膨隆**があります．実際は，どちらも陰性であれば疾患を否定できるほどの感度はありません．ただし，陰性所見は髄膜炎の確率をより低くする所見ではあります．また医師が疾患を念頭においたという有効な根拠になります．確実におさえておきたい身体診察所見です．

乳幼児が大泣きすることで，咽頭所見などかえって見やすいこともありますが，項部硬直などは全く評価になりません．私は，乳幼児は泣いてしまうという前提で，症状が発熱のみの場合は，医療面接が終わるか終わらないうちにそっと大泉門に手をやり，ベッドに仰臥位にさせた瞬間に項部硬直を診てしまいます．乳幼児はベッドでの仰臥位の姿勢を嫌がりますから，油断をしていると大泣きをしてしまいます．つまり，病歴と子供の様子（well appearanceかill appearanceか），バイタルサインなどで，診断と重症度を想定します（初期印象診断と言います）．小児は正直ですので，初期印象診断から大きく外れることはあまりありません．そして，有効な身体診察を想定し，優先順位を決め，診察の順番を頭のなかで組み立てているのです．

同じような例として嘔吐などの症状で，**腸重積**を想定したときの腹部触診があげられます．機嫌が悪くない乳幼児のお腹は非常に柔らかく，評価に耐えられます．便秘の診断も容易なほどです．医療面接の時点で，浣腸や腹部超音波をするほどでもなさそうだけど，腹部腫瘤が触れないことをしっかり確認したいなと思ったら，まず，ご両親の膝の上で寝そべってもらい，あやしながら丁寧に腹部を触診します．大泣きしてしまった後にはある意味手遅れになります．最初から機嫌の悪い場合は，むしろ腸重積の可能性がより高いので，浣腸や腹部超音波検査が必要になってきます．

いろいろなご意見はあると思いますが，以上が小児の身体診察で日頃意識している観点とコツです．

2 小児と成人での身体診察の違い

1）鼓膜の診かた

まずは鼓膜の診察です．小児の上気道症状はたいていウイルスかアレルギー疾患ですが，**急性中耳炎**は確実に診断したい疾患です．耳の診察ができない医師は小児のプライマリケアをする資格はないとさえ思っています．とは言うものの私が研修医のころは，鼓膜所見の診かたを学ぶ教材があまりありませんでした．ところが最近は写真がきれいな参考書が出てきました[1，2]．診察器具も最近は光源が明るく，視野も広い耳鏡も発売されています．施設になければ，My耳鏡をもつことをお勧めします（ちなみに小児の鼓膜は成人より見やすいです）．

鼓膜所見の難しさは急性中耳炎の鼓膜がすべて強く膨隆した典型像を呈するとは限らないところです．急性中耳炎のどのステージ（OMNI cycle[2]という概念が提唱されています）にあるかを考えながら診察するとさまざまなバリエーションに対応できます．鼓膜所見も大泣きしてしまうと，発赤してしまいます．赤いからといって，単純に中耳炎と診断しないように注意してください．

また，慣れた看護師さんが常にいてくれればよいのですが，救急外来ではそうでもないことがあるでしょう．母親一人でも小児の頭を固定し，安全に診察できる方法を覚えておきましょう．

2）小児の成長・発達

一度でも子育てをされたことがあれば，なんてことはないでしょうが，**標準的な小児の成長・発達**は把握しておいた方がよいでしょう．発達障害はもちろん，虐待などの発見のきっかけになることがあります．

3）バイタルサインの違い

発熱以外の**バイタルサイン**の年齢ごとの違いを認識する必要があります．バイタルは，特に救急外来でのトリアージで重要視されています．バイタルサインの基準値を図[3)]に示します．また意識の評価も乳幼児では成人のGCSやJCSを使うことが難しいので，乳児，乳幼児版が作成されています．ここでは**乳児版JCS**（表）[3)]を示します．

4）虐待の所見

虐待を受けている小児は，ご両親のお話からは見抜けないことがあります．異常におびえた様子や不自然な外傷の様子にはぴんとくるような習慣をつけたいものです．

5）川崎病の診断基準

小児にあって，成人にない疾患として**川崎病**があります．検査所見で特異的なものはありませんので，身体診察が重要です．**6つの主要症状**（5日以上持続する発熱，四肢の変化，多型性紅斑，両側性の結膜発赤，口唇や口腔内の変化，頸部リンパ節病変）＋**BCG痕の発赤**は暗記しておきましょう．疑わなければ診断できません．診断のつかない発熱児には意識して，その症状の有無をチェックしましょう．

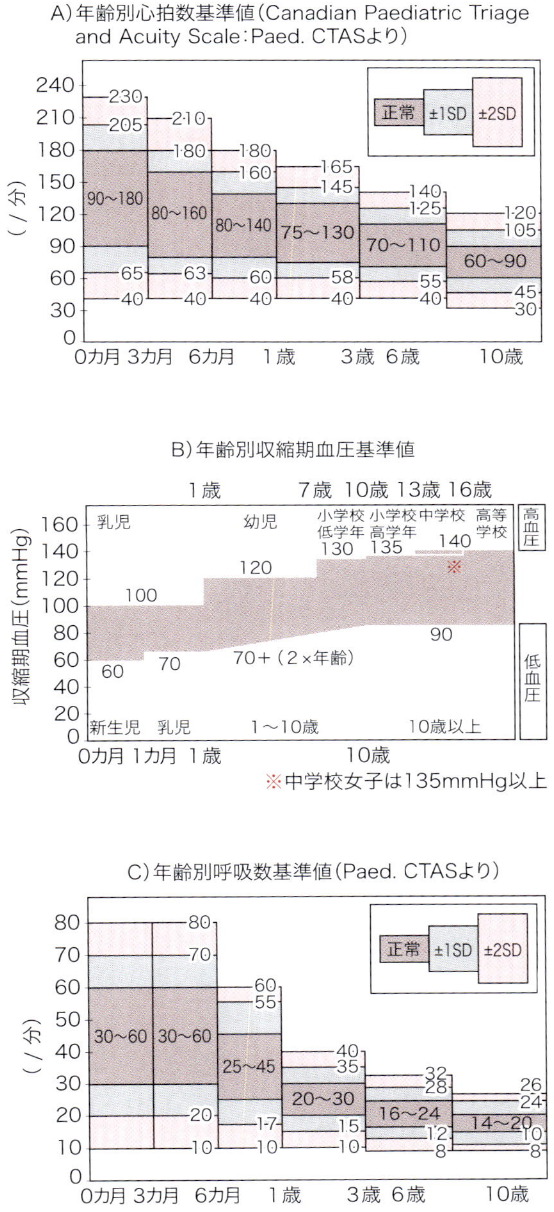

図●年齢別バイタルサイン基準値

SD：Standard deviation（標準偏差）

文献3より引用改変

表●乳児版Japan Coma Scale（JCS，ジャパン・コーマ・スケール）

	乳児（坂本，1978）	スコア
Ⅲ．刺激をしても覚醒しない状態	痛み刺激に反応しない	300
	痛み刺激で少し手足を動かしたり，顔をしかめたりする	200
	痛み刺激に対し，払いのけるような動作をする	100
Ⅱ．刺激をすると覚醒する状態（刺激をやめると眠り込む）	呼びかけをくり返すとかろうじて開眼する	30
	呼びかけると開眼して目を向ける	20
	飲み物を見せると飲もうとする．あるいは，乳首を見せれば欲しがって吸う	10
Ⅰ．刺激しないでも覚醒している状態	母親と視線が合わない	3
	あやしても笑わないが視線は合う	2
	あやすと笑う．だたし不十分で声を出して笑わない	1
意識清明		0

※赤字は成人と小児で異なる部分である

6）小児のstridor

成人ではstridor（上気道狭窄に由来する主として吸気に聴かれる喘鳴）は救急対応の適応となりますが，気道が元々狭い乳幼児はしばしば聴取されます．多くは鼻汁によるものであり，鼻汁を吸引した後，再度聴診すると消失していることがあります．気道の異物やクループが鑑別診断になります．

7）風車の利用

成人では喘息の診断に強制呼気時の喘鳴やピークフロー値を測定しますが，幼児においては風車を吹かせることによって喘鳴が出現するかどうか聴診します．

8）発疹性疾患の皮疹と経過

日常の診療では，エンテロウイルスや水痘，突発性発疹に多く遭遇しますが，麻疹，風疹，猩紅熱，ブドウ球菌性熱傷様皮膚症候群（SSSS）などの典型的な皮疹と経過は把握しておきましょう．

以上，私の小児身体診察での日頃の心構えと，具体的な違いを記載しました．小児救急で疲弊している小児科医の先生方が少しでも楽になるように，また小児の診療はなにより楽しいので，多くの若い先生に小児の診療をしていただきたいと願っています．

私ならこうする！ （飯泉哲哉の場合）

事例のように判断に苦労するケースは急性期疾患の多い小児には特に多いかと思います．「泣いてばかりいて所見はとれない，しゃべらないから主訴もわからない．だから小児はいやだ」なんて言わないでください．子どもの心境としては，具合が悪いから，おうちにいて，ママに抱っこしてほしい．でも，知らない場所（病院）に連れて行かれて，知らない人（ドクター）に体をいじられる．この状況に抵抗して，泣き叫ぶのはむしろ正常な防衛反応といえると思います．大人（自分）でも意に反して連行されたら，暴れるでしょう．子どもが泣くことに過剰に反応せず，むしろ「いくらでも泣いていいんだよ」ぐらいのスタンスで構える方がよいでしょう．

まず，診察室で子どもと保護者の顔を見て挨拶をしましょう．このときの初期印象診断がとても重要な要素を占めることとなります．多くの症例を通じてこの力をぜひ，身につけてほしいと思います．レジデントの先生の場合は，この特殊な能力を保護者の方の「感（勘？）」に助けてもらう手もあります．このEBMの時代に「感」なんてと思われるかもしれません．ただし，わが子を365日24時間，観察している母性の本能的感は実に鋭いものです．「お母さんはどのように思われますか？」と聞いてみましょう．「熱は高いけど，けっこう元気なんです」という診察室ではわからない情報が入手できましたら，初期印象は悪くないと考えてよいでしょう．「いままでにも熱を出したことはあったんですけど，今回の熱ではぐったりしちゃって…」という返事であれば，上気道炎だけではない，ほかの発熱疾患をさらに除外していく必要も出てくるでしょう．

聴診器や舌圧子，耳鏡といった子どもがきらいな診察器具を使う前にできる診察も大切です．できるだけ，上半身を裸にして，顔色，目つき，唇の色，首・肩・胸郭の呼吸方法，腹部，皮膚の発疹などをよく観察（視診）しましょう．次は自分の温かい手で診察してみましょう．子どもの手を握って四肢の冷感，汗をみたり，胸郭に触ってwheezingやstridorを手掌で感じることもできます．また聴診器を使う前に，胸部打診で肺炎を推測することや，腹部触診で腫瘤や便塊を発見できることもあります．

同じ疾患でも個人個人でそれぞれの異なるストーリーをもっています．事例のような判断に苦慮するケースの場合，自分の初期印象診断をもう一度見直すことが大切です．

翌日の外来に来てもらうこともありますし，検査や処置をしてしばらくしてもう一度診察することもあります．小児の状態の変化は速いので，保護者の方に翌日，電話をしてもらい患児の状態を教えてもらうこともあるでしょう．このようなfeed backの積み重ねこそが，臨床力を養っていく方法といえるかと思います．

Point

- 初期印象診断で，診察の順番を組み立てる
- 泣かせない工夫はもちろん必要
- 成人との身体所見の違いを理解する

参考文献・参考書

1）上出洋介：「内視鏡画像による急性中耳炎・鼓膜アトラス」，メジカルビュー社，2005
2）上出洋介 ほか：「実践型鼓膜所見マニュアル　鼓膜を読む」，メジカルビュー社，2007
↑上記２冊とも世界で最も美しい中耳炎のアトラスと思います
3）鈴木善統：子どものバイタルサインって何が正常なの？ ERマガジン，4（4）：476-478，2007
4）真部　淳 ほか：「小児科研修の素朴な疑問に答えます」，メディカル・サイエンス・インターナショナル，2008
↑最近出たこの２冊は力作で，読みごたえあります

3　意志疎通の難しい寝たきりの患者さんの身体診察

大西幸代，（コメント）大西弘高

身体診察には患者さんの協力が必要ですが，その協力が得られないほぼ寝たきりの状態の方の診察を実際にはどう行っているかをご紹介します．指導医がいない施設で，このような患者さんにどのくらいの時間と頻度で診察したらよいか，何かヒントになれば幸いです．私自身もまだまだで，今回このテーマと取り組み自戒する機会になりました．

1 背　景

夜間２次救急にも対応し，急性期病棟50床，慢性期病棟50床をもつ人口２万人の町立病院を思い浮かべてください．研修医５年目のＡ先生はこの病院で研修をはじめて２カ月目，すでに患者さん15人の受け持ちをし，外来半日×４，検査半日×１を任されています．

事　例（外来）

ほとんどコミュニケーションのとれない高齢の患者さんを診察することになった

近くの特別養護老人ホームから，発熱している90歳代女性の入院加療依頼がありました．数年前に左脳梗塞を発症し，普段は寝たきりで，食事は全介助で，失語があり，呼びかけると目線は合い，かろうじてうなずかれるときがあります．高血圧症，慢性心不全があります．この方をはじめて診察するＡ先生は，介護者から「朝までは普段と変わりなく食事もとれていたが，昼から発熱した．誤嚥のエピソードはなく，嘔吐・下痢もなく，２日前から尿閉で導尿していた」と病歴を聞き，バイタルサインを確認しました．

JCS 20，血圧120/68 mmHg，脈拍68回/分 整，呼吸数20回/分，体温38℃，心肺に雑音はなく，腹部は軟らかく，腹部を触ると顔をしかめますが，限局した圧痛は認めず，腸音も正常でした．左手は動かせ手を握れますが，右手は動きません．下肢は両側ともわずかに膝を動かせました．

Q 急性期外来での高齢の患者さんに対する診察のポイントは何でしょうか？

2 急性期外来ではまずざっくりと，入院後にゆっくりくり返し診察しよう

1）ごく限られた事前情報（現病歴）を大事に

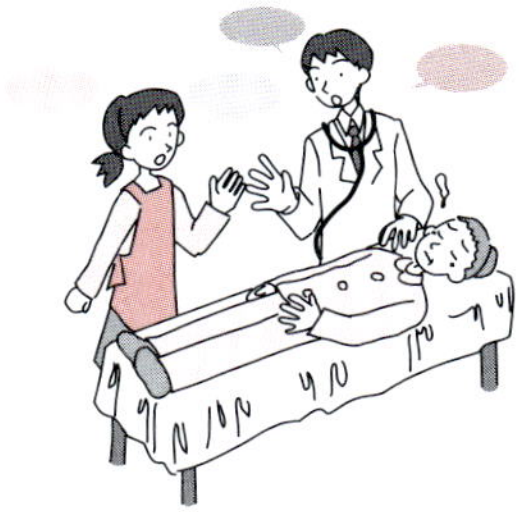

意思表示のできない高齢の患者さんが紹介される場合，病歴は施設の方，ご家族の方の情報のみが手がかりです．発熱，嘔吐・下痢など症状がない場合には，特にケアしている方の言葉が大切です．「いつもより元気がなくて」，「体交時に痛そうで」という段階で受診される場合は，よく患者さんをケアしているスタッフです．患者さんの代弁と受け止め，真摯に診察をはじめましょう．

2）最初の診察時はバイタルサインから

外来での診察時には，救急外来同様に，まずバイタルサインを調べます．身体機能に余力のない方が多く，わずかな変化で意識がさらに低下したり，重篤でも反応が乏しかったりと，さまざまです．感染症でも熱が上がらない人がおよそ1/3にみられます．頻脈，血圧の上昇・低下に注意をします．いわゆる正常範囲の値でもその方の普段の値と大きく変わっていたら，異常と考えましょう．

次に感染症のフォーカスがないかを探します．誤嚥性肺炎，尿路感染症，胆嚢炎は頻度の高い疾患です．心音の異常が受診動機と関連があるかどうかは経過をみているなかでわかってきます（弁膜症，陳旧性心筋梗塞など既往のある人が多いです）．臥位での聴診打診では，側背部の少量の胸水有

無の判断よりも前胸部でのラ音，喘鳴に注意を向けます．深呼吸の協力が得られませんし，ずっと声を出している人もいますので，集中して聴きます．痰の色，量の変化で肺炎・気管支炎の見当がつくことがあります．耳だけでなく目も使いましょう．意志の疎通が悪い方の初診時では，胸腹部の痛みの評価はかなり難しいと覚悟しましょう．顔をしかめる場合には，腹部のほかの場所や関節など四肢を動かしたときにも同じ表情をしないか，つまり局所なのか，麻痺側全体に多いのか，健側に多いのかを，比べることが大切です．慢性期の意識障害は，Japan Coma Scaleで２桁でも急性発症の３桁相当と考えましょう．

このようにバイタルサインと体幹部をしっかり診ます．状況から脳血管疾患を疑わない場合には四肢は動かせる場所はどこか，それがいつもと違うかどうかを確認できたらよいでしょう．

混雑している外来ではここまで診察したら入院させ，病棟であらためて診察します．外来で緊急に処置が必要な方はほとんどいません．ここが大きな臨床研修病院の救急部搬入患者さんとは異なるところです．

事例（入院時）

入院時の検査からも明らかな所見が得られない

血液検査でWBC，CRPの上昇なし，尿検査で細菌尿なし，胸部X線や腹部CTで明らかな所見なしでした．四肢にも発赤，熱感，腫脹はなく，輸液のみで経過をみました．

Q 入院直後の診察のポイントは何でしょうか？

3）病棟では四肢をよく診ましょう

病棟で再度胸部，腹部を診察し，神経所見も確認をします．それから褥創がないか，膿瘍，静脈炎，偽痛風など四肢に発赤，腫張がないかと診てゆきます．褥創ケアに積極的に取り組んでいる施設では，全身の検索は担当スタッフに任せてもよいでしょう．その場合，入院日に必ず報告を受け，自分でも観察をします．深く大きな褥創が認められたときは，糖尿病，悪性腫瘍など背景疾患とそれまでのケアを見直しましょう．

4）日々の診察は表情，四肢の動きに注目して

日々診察をくり返していくなかで，患者さんの特徴がわかってきます．痛みの表現方法も小さな動き，表情で感じ取れることがあります．治療をはじめて数日してからよりはっきりと所見がわかることがあります（特に肺炎で食べられず脱水になっているときなど）．看護師，看護助手，リハビリスタッフ，家族から話を聞き，一緒に診察し，どのように患者さんが合図をおくっているのかを，共有するとよいでしょう．治療方針に変更がなくとも，気づいた所見は記録して残しておきましょう．患者さんは同じ症状をくり返すものです．次の入院時にまた受け持つと思って診療しましょう．たくさんの患者さんを診るよりも数名の患者さんをくり返し診る方が，自己学習のうえでは効果的な印象です．

事例（経過中）

なかなか診断がつかない

初診時に診断がつかなかったため，A先生はあれこれ鑑別を考えました．脱水もない，貧血もないから感染症だろうか，痰も咳もなく肺炎ではないなあ，尿閉だったから尿路感染症かもしれない，胆嚢は大丈夫だろうかと，診察をくり返しました．入院後，発熱は認めず，徐々に介助で食事も摂れるようになってきました．しかし，家族はやはり普段より元気がないと言います．原因は何かと，A先生が困惑していたところ，第5，6病日の食後に患者さんが嘔吐しました．再度診察をしますが，腹部には所見はみられません．ただ，炎症所見がみられた（WBC 12,000/μL，CRP 10 mg/dL）ため，再度腹部CTをとったところ，今度は胆嚢の緊満，壁肥厚を認め，胆嚢炎と診断に至りました．

診断直後に複数の医師で診察しても右季肋部の圧痛はわかりませんでした．絶食とし，抗菌薬をはじめたところ，第15病日には炎症反応も回復しました．嚥下機能は低下していないことを確認し，食事を再開しました．

Q この経過から学ぶべきことは何でしょうか？

3 回復期には細かな反応に注意を向けよう～病棟のスタッフ，家族の観察に助けられることも多いです

1）急性期を乗り越えてからの診察

ほぼ寝たきりの人でも，感染症の治療期間はほぼ1，2週間です．一方，食欲不振，身体機能の低下からの回復には1，2カ月かかります．早期からリハビリスタッフと，嚥下機能評価・訓練，残存機能の評価・維持を進めなければなりません．そのなかで認知症の進行がないか，意欲をさらに低下させる要因がないか（電解質異常など）を検討しましょう．同時に入院2週間を過ぎたら，Glasgow Coma Scaleに照らし合わせての診察を一度しておきましょう．うなずきや目の動きで判断できるまでには，患者さんからの信頼を得ることも必要です．顔貌，声の力，手の力の強さを記録しておく（緊張がとれている，言葉がはっきりしている，手を握り返す，手すりをつかむ，喉まで手がいくなど）とよいです．食欲（量，摂取にかかる時間）には特に注意をします．紹介元に帰れるかどうかは，入院契機となった疾患が完治したかどうかよりも食べられるかどうかが鍵となるからです．

余力があれば，神経所見をとっておきましょう．腱反射などはあらかじめ障害のある部位で診られるはずの所見を教科書で復習してからとると効果的です．安定してきたら，このような方には漫然と毎日診察するよりも，週に1，2度，丁寧な診察がよいように思います．

事例（回復期）

回復期に新たな問題が出現！ 呼びかけに対する反応がいつもよりも悪い

食事量は徐々に増え，誤嚥はなく，胆囊炎の再燃もなく，リハビリが経過しました．しかし，第30病日，看護師から呼びかけてもいつもより反応が悪いと外来中のA先生に連絡がありました．診察をすると，JCS 200，血圧120/80 mmHg，脈拍 80回/分 整，呼吸数22回/分，体温36.5℃，瞳孔左右差があり，四肢の動きは左が弱くなっており，腱反射は両側とも亢進していました．新たな脳梗塞を疑い，頭部CTをとり，右脳梗塞と確定診断がつきました．

Q 研修医A先生の対応はどうだったでしょうか？ 今後の診療のためには，何が大切でしょうか？

2）回復期の新たな問題出現時の心がまえ

研修医A先生の素晴らしいところは，すぐにバイタルサイン，神経診察をしたところと，この日まで，患者さんを本当によく診察していたことです．四肢は廃用性ですが，腱反射の異常も以前と違うことを指摘しました．また，入院後熱心にケアをするスタッフが患者さんの比較的良いとき・悪いときの状態を把握していたことが早期発見の大きな助けでした．

このように，症状を訴えられない患者さんは，入院中にさらなる問題が起こりやすいです．①感染症か否か（フォーカスはどこか），②心不全の増悪・脱水の有無，③新たな脳神経疾患が生じたのかどうかの大きく3点に絞って，診察していくのがよいでしょう．鑑別診断は診療のセッティングや診ている年齢層，背景の疾患によって多少異なってきますので，上司や同僚の助言を得ましょう．

変化に気づくことが，一番大事なことです．表現に苦慮する所見もありますが，細かな表現にとらわれず，まずは記録し，くり返し診察し，ときに上司に一緒に診てもらいましょう．そうして教科書を開き，その所見の一般的な表現を覚えていきましょう．それがその患者さんの今後の診療の助けになるのです．筆者もこの原点に立ち返って，これからの診療に臨もうと思います．みなさんは，どう思われましたか？

私ならこうする！（大西弘高の場合）

今回の最初の経過では，身体診察は無力でしたが，家族の「いつもと違う」という声を真摯に受け止め，血液検査・画像検査で診断がつきました．元来，身体診察は特異度は高くても感度が低い性質をもちますが，患者さんの協力が得られないときには身体診察の感度はさらに下がります．それでも，神経診察をフォローしていたため，新たな脳梗塞のエピソードの手がかりを得ることができました．意思疎通ができない患者さんは，自ら病歴に関して話すことができませんし，協力の必要な身体診察項目（例えば，指鼻試験など）も実施できません．よって，慢性的にケアしている患者さんであれば，ベースラインからの変化を診ることは非常に重要になります．

受診動機は，施設入所中の方であればケアスタッフ，自宅介護中の方なら家族が異変を感じてということになるでしょう．「いつもより食事が進まない」，「ちょっとぐったりしている」というような“近親者の勘”はほとんど正しいと思っていて間違いないでしょう（ときに，自宅介護中の家族が自己都合にて病院に患者さんを預けたいというような社会的な理由で受診されるときもありますが…）．

神経診察については，意識障害や認知能力低下のある患者さんにおいて実施できる項目がかなり限られます．脳神経系なら顔面筋の視診，対光反射・角膜反射・咽頭反射・眼球頭位反射，四肢なら深部腱反射・Babinski反射や四肢保持・各種dropping testといったところでしょうか．特に角膜反射や眼球頭位反射は，意識清明な患者さんには実施しないので，忘れがちかもしれず，注意しましょう．

Point

- 意志疎通の難しい寝たきりの患者さんの身体診察には，施設のスタッフや家族など，長期間ケアをし続けている人の意見が重要
- 感染症のフォーカスの有無，心不全・脱水徴候，新たな脳血管障害に焦点を当てて診察しよう
- 主治医とスタッフの日々の観察記録が経過中の変化を知る最大の武器になる

4 担がん患者さんの身体診察

山本 亮，（コメント）木澤義之

担がん患者さんの身体診察といっても，特別な診察方法があるわけではありません．ここでは，担がん患者さんに何らかの症状が出現したときの診察のポイントについて，いくつかの事例を提示しながら考えてみることにしたいと思います．

事例 1

オピオイド内服中の担がん患者さんが痛みの訴えで救急外来を受診

膵臓がんの68歳女性．腫瘍による左上腹部痛に対して，オキシコドン塩酸塩徐放剤（オキシコンチン®）とロキソプロフェン（ロキソニン®）が処方され，まずまずのコントロールが得られていました．しかし3日前から左上腹部が痛くなったとのことで，救急外来を受診．担当医は，がん性疼痛の悪化と考え，オキシコドン塩酸塩徐放剤を増量して帰宅させました．しかし，翌日も外来を受診．詳しく話を聞いてみると…

Q この患者さんの痛みの原因は何なのでしょうか？

1 すべての症状ががんによるものとは限らない

担がん患者さんが何らかの症状を訴えた場合には，症状をがんと結びつけたくなるのが心情です．この事例では，もともと左上腹部痛があり，それが増悪したと考えるのはある意味自然かもしれません．しかし，ちょっと待ってください．**担がん患者さんの症状はすべてがんによる症状とは限らないのです**．症状が出現した原因について，きちんと評価をしてみることが重要です．

この患者さんの場合，詳しく話を聞いてみると，3日前からちくちくするような痛みを左上腹部に認め，肌着がすれるのでも痛みを感じるようになってきたとのことでした．もしやと思い聞いてみると，左背部にも同じような痛みがあるとのことです．しっかりと腹部を露出させて，確信をもって視診を行うと…ありました！ 小水疱と紅斑がぱらぱらと広がっています．そうです，帯状疱疹です．この患者さんの痛みの原因は，がん性疼痛の増悪ではなく，帯状疱疹による疼痛でした．その後，バラシクロビル塩酸塩（バルトレックス®）の投与を行い，皮疹の消失とともに痛みは軽快しました．

私ならこうする！ （木澤義之の場合）

なるほど，事例のようなケースであれば，まずがん性疼痛の増強と考えるのが通常でしょう．しかしながら，診察にあたっては詳しい痛み状況を聞いて対処を考えるのもまた定石と言えましょう．LQQTSFAに代表される疼痛に関する病歴聴取，レスキュードーズの内服歴とその効果を尋ねる，などをしたら新たな疼痛が出現したことがひょっとしたら想像できた可能性はありますね…

事例 2

モルヒネを飲んでいる患者さんが，嘔気を訴えてきたので，制吐薬を追加した

肝転移，肺転移のある大腸がんの56歳男性．肝転移による肝被膜痛があり，硫酸モルヒネ徐放剤（ピーガード®）を内服していました．数日前から嘔気・嘔吐があり調子が悪いとのことで，救急外来を受診しました．診察を担当した医師は，「モルヒネを内服しているので，その副作用だな」と判断し，その旨を患者さんに説明し，制吐薬を追加して帰宅させました．

Q この担当医の判断についてどう考えますか？

2 嘔気の原因は本当にモルヒネ？

このような事例にもよく遭遇します．モルヒネを飲んでいる患者さんが嘔気を訴えた場合に，「嘔気の原因＝モルヒネ」と短絡的に考えてしまうのです．でもちょっと待ってください．嘔気の原因は本当にモルヒネなのでしょうか？

まず整理しておかなければならないのは，モルヒネをはじめとするオピオイドの嘔気の特徴です．**オピオイドは延髄にある最後野（化学受容体引金帯）に作用することで嘔気を来します．通常は投与開始時や増量時にみられ，数日〜数週間で耐性を生じ，嘔気は次第に消失します．**こういった薬剤のプロフィールからは，この患者さんの嘔気が，モルヒネによる嘔気である可能性はかなり低いと考えられます（ただし，例えば腎機能が低下するなどの理由により，同じ量のオピオイドを投与していても症状が出現する場合はあります）．

それでは，この患者さんの嘔気の原因は何なのでしょうか？嘔気の原因としては一般的に表1に挙げたようなものが考えられます．詳細については，成書を見ていただきたいと思いますが，ここで覚えておいてもらいたいことは，肺転移がある場合には脳転移に注意ということです．この患者さんの場合には，肺に転移がありますので，脳転移による嘔気がないか評価するために，神経所見について診察することが重要です．神経学的診察を行ってみると，指鼻試験と反復回内回外試験の拙劣化を認めたため，頭

表1 主な嘔気・嘔吐の原因

消化管由来のもの	機械的閉塞，腸内感染症，消化管運動機能障害など
前庭系由来のもの	乗り物酔い，迷路炎など
頭蓋内疾患	脳腫瘍，脳卒中，水頭症など
内分泌・代謝疾患	腎不全，肝不全，電解質異常など
薬物	抗がん剤，オピオイド，抗不整脈薬など
精神疾患	うつ病，心因性嘔吐など
心疾患	心筋梗塞，心筋炎など

部MRI検査を施行しました．すると，小脳に脳転移があることがわかりました．これが嘔気の原因となっていると考え，放射線治療を行うとともに，ベタメタゾン（リンデロン®）とイソソルビド（イソバイド®）を使用することで，症状は軽快しました．

私ならこうする！（木澤義之の場合）

このような患者さんでありがちなもう１つの重要な鑑別診断は便秘なのではないかと思います．オピオイドの副作用としてもっとも頻度が高く，しかもコントロールに難渋するものの１つが便秘をはじめとするオピオイド消化管機能障害（Opioid Induced Bowel Dysfunction：OBD）だと思います．本例では，便秘薬はきちんと投与されていたのでしょうか？ そして患者さんはきちんと内服していたでしょうか？ まずは便通に関する病歴を聴取することが重要で，身体診察上典型例では腹部に便塊を触れることがあります．一般的にはオピオイド内服中は予防的に緩下剤（浸透圧性下剤が第一選択で必要に応じて大腸刺激性下剤を併用する）が必要です．

3 新たに出現した症状や増悪した症状の原因についてきちんと評価する～事例１と２をふまえて～

担がん患者さんがなんらかの症状で受診したときに，**その症状の原因が何か**を表２のように分類して考えることが重要です．

事例１は，がんとは関連のない症状（がんに罹患していることによる免疫能の低下が帯状疱疹の原因となっていると考えれば，がんに関連した症状とも言えるのかもしれませんが）である帯状疱疹が痛みの原因でした．ま

表２ 症状の分類

分類	例
がんによる症状	がん性疼痛，消化管閉塞による嘔吐
がんに関連した症状	ADL低下による拘縮の痛み，褥創
がんに対する治療による症状	抗がん剤やモルヒネによる嘔気・嘔吐
がんとは関連のない症状	変形性膝関節症の痛み，狭心症の胸痛

た事例2は，最初はがんに対する治療による症状かと考えていたのですが，結果的にはがん（転移巣）による症状でした．

担がん患者さんが何らかの症状を訴えた場合，がんそのものや，がんの治療に使用している薬剤を，その原因と考えがちになってしまうのですが，そのときにいつもこの分類を思い出してもらいたいと思います．そして**きちんと病歴を整理して，必要な身体所見をとることで，症状の原因を考え，診断していく姿勢を忘れないことが大切**です．

◆ ターミナル期の担がん患者さん

それではターミナル期の担がん患者さんの場合はどうでしょうか？ この場合にはさらに考えなければならない問題があります．同じように事例を提示しながら考えていきましょう．

事例 3

ターミナル期の担がん患者さんに往診の依頼

「胆のうがんターミナルの80代の患者さんで，家族が往診をしてもらいたいと言っているのでお願いします」とある日の夕方，外科医から依頼の電話がかかってきました．さっそく外来に行ってみると，「2カ月前からじっとしているといいのですが，少しでも起き上がろうとすると首を痛がって，ほとんどベッドから起き上がることができない状態になりました．近所の診療所の先生からモルヒネの飲み薬をもらって飲んでいますが，痛みはよくならず，このごろは眠っていることが多く，食事もほとんど摂ることができません．痛みだけでもなんとかしてもらえればと思います」と涙ながらに家人が話されました．

Q あなたならこの場合どうするでしょうか？

1 「ターミナル期だから」に惑わされない

この事例，外科医も家族も訪問診療を行ってもらい，できれば自宅で最期を迎えさせてやりたいと希望されていました．しかし，私は話を伺うなかで，一度きちんとした評価を行い治療することで，おそらくかなり症状のコントロールが可能となるので，それをきちんと行ったうえで在宅ケアに移行するほうがよいだろうと判断し，翌日外来に連れてきてもらうことにしました．

外来の経過観察室のベッドで休んでいる患者さんは，痛みを訴えてはいませんでした．しかし，少し体を起こしてもらうと，左頸部から肩にかけて「雷が落ちたような」激しい痛みが生じました．痛みの部位はC4の支配領域に一致していたため，頸椎のレントゲン撮影を行うと，第４頸椎が溶けていることがわかりました．頸椎転移によりギャッジアップを行うことで脊髄が圧迫され，電撃痛が生じていたのです．全身状態は，この２カ月間の経過で衰弱はしていましたが，放射線照射，ビスホスホネートの投与，オピオイドの調整を行うことで，疼痛コントロールがつき，カラーを使用して体を起こすことも可能になり，全身状態も改善し，在宅療養に移行することが可能となりました．

骨転移による疼痛には，放射線治療，塩化ストロンチウム（メタストロン®），ビスホスホネート製剤〔ゾレドロネート（ゾメタ®）など〕の投与といった，特殊な症状緩和の手段があります．さらに放射線照射を行うことで転移部位の病的骨折を予防することも可能であるため，骨転移の診断はADLの維持といった面でも重要になります．このケースでは，「ターミナル期だから」という理由で，きちんとした評価をしなければ，おそらく数週間で最期を迎えるほど，痛みによって衰弱していましたが，適切な評価と治療により，その後数カ月にわたって，笑顔で在宅療養を行うことが可能となりました．

私ならこうする！（木澤義之の場合）

このような事例でよく合併する病態としては次の2つがあげられます．1つ目は薬剤性パーキンソニズムです．制吐薬として（消化管病変およびオピオイドの副作用対策として）ドパミン拮抗薬が投与されることが多く，パーキンソニズムを惹起しやすくなります．不必要な制吐薬の投与は避けること，また定期的に錐体外路症状の発症をチェックすることが重要です．また，疼痛に伴い動作が制限されると容易に廃用症候群が引き起こされます．こうなると，もともとのがん悪液質に加えて筋力低下が加速度的に進行するため，ADLを著しく障害します．したがって，がん性疼痛を早期に発見し，その原因を探り適切に対処することが，あたりまえですが大切になります．

事例 4

2年間在宅療養を行っている担がん患者さんの意識レベルが低下した

2年間在宅療養を行っている，腎盂がん，多発脳転移の60代男性患者．ずっと落ち着いた時間を過ごせていましたが，2週間前より急激に意識レベルが低下し，傾眠傾向となりました．妻は「もう十分にがんばってきた．いよいよなんだね」と話しましたが，これまでの経過からは，がんの進行による悪液質の進行による意識レベル低下とは考えにくい状況です．

Q あなたならこの場合どうするでしょうか？

2 「自然な経過」なのかを考える

このような場合にどうしたらよいのか，正解はないと思います．読者のみなさんのなかには，「これまでの妻の労をねぎらい，このまま静かに自宅で最期を迎えさせてあげよう」と考えた人もいるのではないかと思います．このとき私も最初はそう思いました．しかし，これまでの経過のスピードから考えると，この急激な意識レベルの低下がどうしても説明できず，このまま何もしないでみていくことが良いことであるとはどうしても思えませんでした．そして，その旨をお話しし，原因を検索してみることを提案しました．

担がん患者さんの意識障害の原因として考えなければならないものとして，①頭蓋内病変，②電解質異常（高Ca血症，低Na血症など），③低血糖，④低活動性せん妄があげられます．この患者さんの場合，経過から①，

③，④は考えにくく，電解質異常の可能性が考えられました．そこで血液検査を施行したところ，著明な低Na血症を認めました．脳転移によりSIADHを来たし，それによる低Na血症からくる意識障害だったのです．Naの補正を行ったところ，意識レベルは徐々に改善し，結局この患者さんはその後6カ月以上，在宅療養を継続し最期を迎えられました．妻も「あの時は，もう十分がんばったって思ったけど，やっぱりまた話ができるようになってよかった．先生に検査しようって言ってもらってよかったです」と話されたのが印象的でした．

私ならこうする！　（木澤義之の場合）

もう1つ，状況を劇的に変える可能性がある事例を考えると，脳転移およびがん性髄膜炎に伴って頭蓋内圧亢進，水頭症が起こっている場合だと思います．全身状態から考えて，水頭症をコントロールすれば月単位以上の予後があると考えられれば，オンマイヤリザーバーの留置，髄液ドレナージなどによって劇的に症状が改善される例がみられます．上記を疑う際には積極的に緩和医療の専門家や脳外科医にコンサルテーションをしてみるとよいでしょう．

3　患者さんにとって最善の方法を考える～事例3と4をふまえて～

苦痛な症状が続くことで，患者さんも介護している家族も（そして私たち医療者も）疲れてきます．ターミナル期においては，「ターミナルなんだから，こんなふうになっても仕方ない」と考えがちになってしまいます．しかし，だからこそ私たち医師は症状の原因と改善の可能性について常に考え，残された時間や患者本人・家族の意向もふまえて，**どうするのが患者さんにとって最善の方法なのか**を考えることがとても大切なのではないかと思います．事例3では，レントゲンで評価し，放射線治療を行うという選択をしないで，薬の調節をしながら自宅療養を続けるという選択肢もあったと思います．治療のために入院をすることが，患者さんにとってQOLを下げる原因になる可能性も十分に考えられるからです．事例4についても同様です．例えば，ターミナル期で出現した高Ca血症を補正することで，意識レベルは改善したものの，かえって苦痛・苦悩は増してしまったというようなことはよく経験します．大切なのは，**異常があるから治療を行うのではなく，その治療を行うことで，患者さんが望んでいる方向に向かうことが可能であるかどうかを考えること**であることを忘れないでもらいたいと思います．

Point

- 担がん患者さんの症状はすべてががんによる症状とは限らない．がんによる症状なのか，がんに関連した症状なのか，がんに対する治療による症状なのか，がんに関連しない症状なのかを考えよう
- ターミナル期の患者さんでも，症状の原因と改善の可能性を常に考え，残された時間や患者・家族の意向もふまえて，どうするのが患者さんにとって最善の方法なのかを考えよう

5　救急外来での身体診察の特徴

小田浩之，（コメント）林　峰栄

一般外来や病棟でも同じではありますが，救急外来では「時間」に一層の制限が加わります．限られた時間であるからこそ，すばやく診察をこなしていきたいですし，重症疾患の見逃しはしたくありません．多忙な救急外来で，どのように効果的に身体診察を使いこなし，診断に寄与させていくかを考えていきたいと思います．

1　疾患の可能性を高める・下げる身体所見

事例 1

どの身体所見が疾患の可能性を高める？ ～右下腹部痛の巻

研修医「虫垂炎疑いの患者です．36歳男性．主訴は心窩部痛です．5時間前から徐々に悪化する間欠的な心窩部痛で来院しました．McBurney点に圧痛があり虫垂炎を疑っています．採血は結果待ちです．併診をお願いします」

上級医師「虫垂炎疑い？？ 熱は？ Rovsing徴候は？ 直腸診は？ 腸腰筋サインは？ 閉鎖筋サインは？ 反跳痛は？ …なに～　診てない～～～？？？ どういうこと？？」

研修医「先生…すいません…．所見をとり直してまた連絡します～～～」

Q どこまでの所見が必要なのでしょうか？

表1 ●急性の右下腹部痛から虫垂炎を検出する際の徴候

	感度（%）	特異度（%）	陽性LR	陰性LR
発熱	70～74	50～70	1.8	0.5
McBurney点	50～94	75～86	3.4	0.2
Rovsing徴候	22～68	58～96	2.5	0.4
反跳性圧痛			2.0	0.5
直腸の圧痛	38～53	41～62	1.1（NS）	0.9（NS）
腸腰筋徴候	13～15	91～97	2.3（NS）	0.9（NS）
閉鎖筋徴候	8	94	1.4（NS）	1.0（NS）

NS：not significant（有意でない）　　文献1より引用

患者は待たせてしまうわ，看護師には冷たく見られるわで，散々な目に…．さて，上級医師の指摘した身体所見はすべてとる必要があるのでしょうか？ 身体所見のもつ力を考えてみましょう．

1）「感度」，「特異度」，「尤度比」を考慮する

表1に虫垂炎の特徴的な身体所見とその感度・特異度，LR（尤度比《ゆうどひ》）を列記しました．

病歴，身体診察，検査にはそれぞれ「感度」と「特異度」があります．原則的には「感度が高ければ除外診断に使える」「特異度が高ければ診断確定に使える」と考えますが，ときに誤解を引き起こすことがあります．「感度」「特異度」のいずれかが著しく低値の場合，片方が高値であっても疫学的な有意差をもたなくなります．**表1**の腸腰筋徴候，閉鎖筋徴候がそのよい例です．そこで使われるのが尤度比（LR：likelihood ratio）であり，その点を補っています（表2）．

$$\text{陽性LR} = \frac{\text{感度}}{1-\text{特異度}} \qquad \text{陰性LR} = \frac{1-\text{感度}}{\text{特異度}}$$

ここで**表1，2**を振り返ってみると，Rovsing徴候や直腸の圧痛など当然のように学んできた身体診察の診断特性が意外と低いことに気がつきます．

2）臨床スコアを考慮する

臨床では，身体診察に入る前に病歴を含めさまざまな情報が混在します．そこで，その疾患に特徴的と思われる所見を集めた「臨床スコア」があり

ます．虫垂炎ではAlvaradoスコアが有名です．表3に示した8項目で総点10点として，7点以上に虫垂炎の疑いが強いというものです．Alvaradoスコアの追試を行った研究[3)]では，3点以下でCTの必要なし，4から6点でCT撮影を推奨，7点以上では外科医コンサルトを推奨するという結論でした．データをもとにLRを算出したところ7点以上で陽性LRは7を超え

表2● LRの数値と診断特性

LR	確率の変化（%）	診断特性
0.1以下	－45以上	良い
0.2～0.4	－20～－30	中等度
0.5	－15	あまり良くない
0.5～1		悪い
1	0	悪い
2	15	悪い
3～5	20～35	あまり良くない
6～9		中等度
10以上	45以上	良い

表3● Alvaradoスコア

スコア項目	点数
① 心窩部から右下腹部への痛みの移動	1点
② 食思不振	1点
③ 吐気・嘔吐	1点
④ 右下腹部圧痛	2点
⑤ 反跳痛	1点
⑥ 体温37.3℃以上	1点
⑦ 白血球＞10,000/μL	2点
⑧ 白血球の左方移動	1点

Alvaradoスコア	感度（%）	特異度（%）	陽性LR
3点以下	4	47	0.08
4～6点	42	6	1.05
7点以上	54	93	7.71

文献2のデータより算出

ました（表3）．臨床スコアは個々の所見を考えるよりも利用しやすいかもしれません．ちなみに成人の虫垂炎検出におけるCTの感度と特異度はそれぞれ83％と93％であり，陽性LRは11.9，陰性LRは0.18です[4)]

注意：Alvaradoスコアが3点以下の場合にも虫垂炎患者は含まれており，その患者は翌日に診断されている．「後医は名医」の通り初期の段階で診断がつかなかったことが，経過観察するなかで明確になってくることはよくある．短時間での診察の限界を知り，無理な診断はせず，必要に応じて経過観察や再診につなげる必要がある．

事例 2

身体所見が疾患の可能性を下げる？ ～咽頭痛の巻

研修医「40歳男性．主訴は咽頭痛です．39℃の高熱と扁桃白苔，前頸部リンパ節腫脹を認めます．咳はありません．既往歴はなく．内服もありません．溶連菌咽頭炎と診断して，抗生物質投与が必要と考えますが，いかがでしょうか？ 溶連菌迅速キットは必要ないですよね」

Q この場合，どのように判断したらよいでしょうか？

●「溶連菌かどうか」を見極める

上記のように問われたら，あなたはどう答えるでしょうか？

咽頭痛の診断では，「溶連菌感染かどうか」がその後の行動の分岐点となります．溶連菌感染に対しては，稀に続発するリウマチ熱や急性糸球体腎炎，化膿性合併症の予防，接触感染の減少，症状持続時間の減少を目的としての抗生物質治療を行うからです．

「溶連菌感染かどうか」を評価する方法に，咽頭培養でのA群β溶連菌（以後groupA β-hemolytic streptococcus：GABHS）の検出をgold standardとして，「38.3℃以上の発熱」「扁桃の腫脹あるいは分泌物」「前頸部リンパ節腫脹」「咳がないこと」（15歳以下で1点加点・45歳以上で1

点減点，また患者との接触で１点加点といったアレンジもある）の４つの所見が検証されています．２つ以上の所見が揃えば溶連菌迅速キットでの検査を行い，陽性であれば抗生物質治療を行うというものです．

所見の項目が多いほど検査後確率を高めるとして，CDC（米国疾病予防管理センター）のガイドラインでは成人の溶連菌咽頭炎においては，前述の４所見のうち３～４項目を満たした場合には溶連菌咽頭炎とし抗生物質治療を推奨しています．しかし，その後の追試により身体診察だけでは診断力が低く，抗生物質の過剰・過少投与を行っていることが判明しました．身体所見よりも，溶連菌迅速キットの感度・特異度がきわめて高いため，２項目以上を満たした場合に溶連菌迅速キットを使用し，溶連菌感染かどうかを判別することが診断を正確なものとし，結果的に抗生物質の過剰・過少投与を防ぐ結果となりました[3)]．ここでは，２点から４点で徐々に溶連菌咽頭炎の割合が多くなるものの，咽頭培養でのGABHS検出との一致率は溶連菌迅速キットに比べ著しく低くなりました．LRで比較すると，各スコアでそれぞれ２点0.5，３点1.1，４点2.5に比べ，溶連菌迅速キットの陽性LRは平均19.3，陰性LRは平均0.09でした．

使えると思っていた身体診察も簡便な検査にとって代わられ，「早い」「正確」な診断ができることに喜びを感じつつも，寂しさを感じます．

2 診断仮説を立てて診察する

1）多くの因子で変化する検査後確率

今までは身体所見が１つの疾患の可能性を高める，あるいは下げることについて考えてきました．

EBMでは，「検査前確率」に「検査の尤度比」をかけ合わせ，「検査後確率」を算出する方法が用いられます．ただ，検査前確率の設定は，一般外来，救急外来，都市部，地域などの因子により変化するため曖昧になる印象があり，そこから算出された検査後確率を判断基準にすることに困難を感じるときがあります．

2）仮説演繹法

臨床の場での診断とは，主訴と簡単な病歴から思い浮かべた診断仮説群の「本命」，「対抗馬」，「穴馬」たちが，「詳しい病歴」，「身体診察」，「検査」

表４●右下腹部痛を主訴に来院した非虫垂炎患者のAlvaradoスコア

	Alvaradoスコア		
	0～3	4～6	7～10
婦人科疾患	25％（13/52）	11.1％（4/36）	25％（2/8）
消化器疾患	19.2％（10/52）	19.4％（7/36）	50％（4/8）
泌尿器疾患	5.7％（3/52）	5.5％（2/36）	0
その他	13.4％（7/52）	30.5％（11/36）	12.5％（1/8）
疾患なし	36.5％（19/52）	33.3％（12/36）	12.5％（1/8）

文献３より引用

などの情報を集めながら，「どれが最も獲得した情報群と合致するか」という点においての**相対的なレース**を行っているようなもの，と捉えるとよいでしょう．診断が難しいと感じたときには対立仮説を立てて情報収集をしていくことで効率よく診断を進めることができ，１つの診断に飛びついて誤診をすることを防ぐといわれています．診断仮説を立てそれを基にした情報収集を行い，仮説を証明することを「仮説演繹法」といいます．

例えば，事例１でとり上げた虫垂炎についても，虫垂炎を「本命」と思ってもほかに思い浮かべるべき「対抗馬（憩室炎やPID）」があります．表４に先に記載したAlvaradoスコアを使用した際に虫垂炎ではなかった症例の一覧を示します．

3 救急外来での診療

救急外来での診療は「時間との勝負」です．軽症疾患のなかにある頻度をもって紛れ込む重症疾患を見逃すことなく，波のように押し寄せる患者群を診察していかなければなりません．

時間を短縮し，見逃しを少なくするためには診断仮説を立て，何を診断し，何を除外したいのかという目的をもちつつ身体診察に移る必要があります．鑑別疾患をあげすぎると時間を浪費するので，発症形式（突然・急性・慢性）や経過などの簡単な病歴から数個の疾患を考える訓練をするとよいでしょう．図に野球のストライクゾーンを例にした鑑別疾患のあげ方を示します．

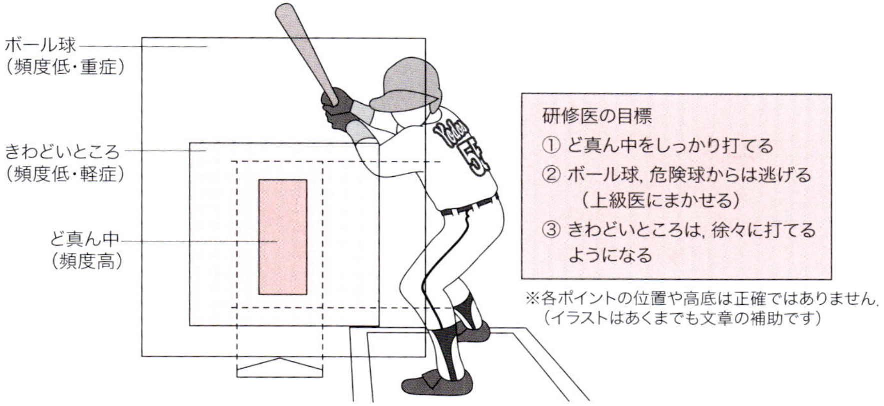

※各ポイントの位置や高底は正確ではありません．
（イラストはあくまでも文章の補助です）

咽頭痛の鑑別疾患のあげ方の例

	頻度高	頻度低
軽症	**ど真ん中** ・上気道炎 ・溶連菌咽頭炎 ・扁桃炎	**きわどいところ**
中等・重症	**ど真ん中** ・扁桃周囲膿瘍	**ボール球，危険球** ・急性喉頭蓋炎

よくある症候の鑑別診断の例

	ど真ん中（頻度高，軽症）	ど真ん中（頻度高，中等・重症）	ボール球（頻度低，重症）	きわどいところ
咽頭痛	上気道炎 溶連菌咽頭炎 扁桃炎	扁桃周囲膿瘍	急性喉頭蓋炎	
胸痛	GERD 急性胃炎 帯状疱疹	大動脈解離 心筋梗塞 気胸	肺塞栓症	
動悸	不安神経症	不整脈		
呼吸困難	肺炎，喘息 COPD増悪，心不全	肺炎，喘息 COPD増悪，心不全	急性貧血，敗血症，代謝性アシドーシス	

図●救急外来での診断のポイント–野球に例えるなら

4 まとめ

言葉では書き表せない非言語的な情報が，診療現場には飛び交っています．病歴も身体診察も，検査にも引っかからないけれど「何かがおかしい」と感じ，その数時間後に疾患がはっきりとしてくることがあります．診療の「型」を身につけたならば，自分なりの診療の世界を切り開いてほしいと思います．

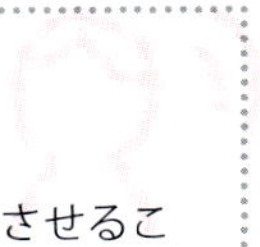

私ならこうする！ （林　峰栄の場合）

ERでの診察では，とにかく最初にABCを確認し，異常があれば安定化させることが基本となります．最初に診察したときには問題がなかったとしても，心疾患や頭蓋内病変といった，経過中にABCが不安定になる可能性がある疾患が疑われる場合には，OMI（酸素・モニター・IVラインの確保）をしておく必要があります．

救急疾患に対しては，できるだけ無駄を省いて，いかに短い時間で診断にたどり着いて治療を開始できるかが勝負になります．例えば，脳卒中疑いの患者さんに対しては，時間をかけて詳しい神経学的所見をとるようなことはしません．GCSや瞳孔所見の評価以外には，顔面のゆがみ，上肢の麻痺，構音障害がないかをチェックし，このうち１つでも徴候がある場合，脳卒中の可能性は72%なので（シンシナティ病院前脳卒中スケール），低血糖だけは否定したうえで，すぐに頭部CTの撮影に行きます．脳出血であれば降圧治療を，脳梗塞であればtPAの適応をと，CT所見で治療も変わってきます．

そうかと思うと，逆に見逃しがないように全身を観察する習慣もつけておかなければいけません．例えば，外傷患者が来たときに，切断された下腿など派手な外傷に目がいってしまって，実は緊張性気胸で死んでしまったというようなことがないように，日本版外傷初期診療ガイドラインであるJATEC™に従って，“頭のてっぺんからつま先まで，前も後ろも”すばやく診るようにします．

“やるべきことはやる．ただし，時間をかけずに，今やる必要がないことはしない”というのが救急外来での身体診察の特徴と言えるでしょう．

Point

- まずは鑑別疾患！
- 診断は確率論と捉えよ！
- 情報（H & P）の診断特性をつかめ！

参考文献

1）「マクギーの身体診断学：エビデンスにもとづくグローバルスタンダード」(McGee, S. 著，柴田寿彦 訳)，エルゼビアジャパン，2004

2）Mckay, R. & Shepherd, J. : The use of the clinical scoring system by Alvarado in the decision to perform computed tomography for acute appendicitis in the ED, Am J Emerg Med, 25（5）: 489-493, 2007

3）Humair, J. P., Revaz, S. A., Bovier, P., et al. : Management of Acute Pharyngitis in Adults. Arch Intern Med, 166 : 640-644, 2006

4）Doria, A. S., Moineddin, R., Kellenberqer, C. J., et al. : US or CT for Diagnosis of Appendicitis in Childlen and Adults? A Meta analysis. Radiology, 241 : 83-94, 2006

6　外傷患者さんの身体診察

山下友子，（コメント）北村　大

事例

目につく外傷に惑わされたけれど，実は…

研修医のＹ先生が夜間の当直を行っていたところ，次のような患者さんがやってきました．

70歳男性．飲酒して外出したまま30分程度帰ってこず，近所に倒れていたと家族が病院へ連れてきました．病院到着時には患者さんは自力で歩いており，救急外来に充満するようなアルコール臭がありましたが，受け答え可能でした．前頭部に３cm程度の裂傷があり，そこから滲み出るような出血がありました．念のために撮った頭部CTでは頭蓋内には問題ないものの，泥酔状態で意識レベルが正確に把握できないこともあって，Ｙ先生はスタッフの先生とともに家族と相談し，観察入院を決定しました．

さて，病棟の準備ができるのを待って頭部の創処置を行っている間，モニターから聞こえてくる患者さんの心拍数の音が徐々に早くなってくるのが気になったため，覆布を外してみると，顔面蒼白でした．あわてて血圧を再測定したところショック状態！！ 以前教わった外傷患者の全身観察手順で再度観察を行ったところ，腹部に打撲痕があり，エコーで脾臓周囲の液体貯留が認められました．大量補液を行って循環動態は安定し，腹部造影CTにて脾臓損傷の診断がついて緊急動脈塞栓術が行われました．

Q 外傷患者さんの診察では何に気をつけるべきでしょうか？

1 外傷患者へのアプローチ

「外傷患者の診察」と言われると，どきどきしませんか？ 救急車で来る患者さんはもちろん，家族や同僚が車に乗せてきたのがショック状態，とか，目につく傷から手を出してみたら実はほかのところにもっと重篤な外傷があったとか，ちょくちょく研修医室で話題にのぼるような症例がありますね．また，血まみれの外傷患者を前にうろたえてしまい，どのように診てよいのかわからない，といった声も聞かれます．

「外傷の診察」と一括りにされても重症から軽症，ピンからキリまであるわけで書くほうも困ってしまうのですが，ここでは重症度を認識し，それ以上状態を悪くしないように維持するためのアプローチについて考えてみたいと思います．

ご存知のように，日本では外傷初期診療ガイドラインに基づいた標準化プログラム（JATEC™）が救急医療に取り入れられて久しくなります．救急隊からの事前連絡でわかっているような重症外傷に限らず，自力で歩いて受診する患者さんにおいてもこのアプローチは有効です．日本の救急隊が病院前で行う外傷の観察と処置の手順（JPTEC™）や，アメリカのパラメディックが行う外傷の観察と処置の手順（International Trauma Life Support：ITLS）も，高度な医療機材を使用せずに身体診察を行う方法として有用で，各地で教育コースが行われていますので，具体的な方法については成書を参照ください．

2 重症（！）か？ 軽症（？）か？

第一印象は重要です．患者さんに接し次第，**気道（A：Airway），呼吸（B：Breathing），循環（C：Circulation），意識状態（D：Dysfunction of CNS），体温（E：Exposure and Environmental control）**をすばやく評価して，緊急性を把握します．こう書くとなんだか大変そうですが，しゃべっていて歩いてくれれば，気道は開通しており，意識レベルは少なくともJCS 1桁です．一見軽症にみえても，認知症があったり，飲酒していたり，精神疾患がある方では強く症状を訴えないことがあるので注意して診察を進めてください．

基本的にはABCDEの順で生理学的アプローチを行います（図）．

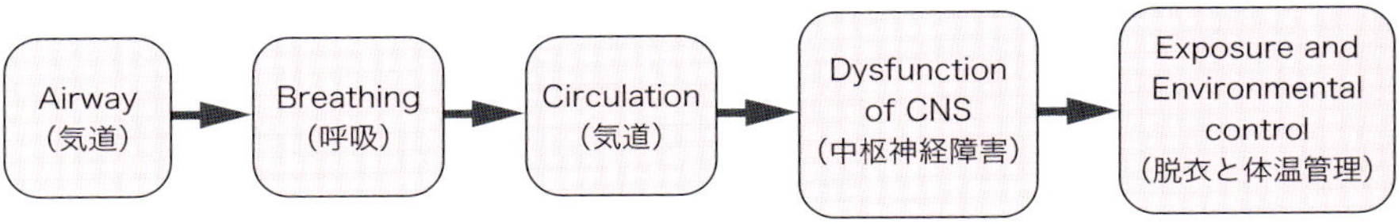

図● ABCDEアプローチ
文献1より改変

1）観察手順（Primary survey）

命を脅かす生理学的な異常を発見するための診察を行います．重症であればあるほど，モニターの数値に頼りすぎず，診察所見での異常に早急に対処しながら診察を進めてください．特に酸素投与については第一印象に問題があるようならばすぐに高濃度（10～15L リザーバーマスク）での投与を開始してください．

① A：気道評価と頸椎保護

気道閉塞の有無を調べ，必要に応じて気道確保を行います．声が出ていれば気道は開通していますが，ごろごろした音，嗄声や喘鳴などいわゆる「騒がしい呼吸」があれば気道閉塞の可能性があります．陥没呼吸，シーソー呼吸，小児であれば鼻翼呼吸など努力性の呼吸も上気道の狭窄や閉塞を疑わせる所見となります．疑われた場合にはすぐに，吸引や下顎挙上法による気道確保を行い，用手で十分な確保ができなければ気管挿管や輪状甲状靭帯切開などの確実な気道確保を行います．

② B：呼吸評価

致命的な胸部外傷を発見し，処置を行うことが目的です．致命的な胸部外傷では表のようなものが代表的ですが，心タンポナーデ，緊張性気胸に

表●致命的な胸部外傷

致死的胸部外傷～「TAF XXX」と覚える！
T：Cardiac **t**amponade（心タンポナーデ）
A：**A**irway obstruction（気道閉塞）
F：**F**rail chest〔フレイルチェスト（を伴うような重症肺挫傷）〕
X：Tension pneumothora**x**（緊張性気胸）
X：Open pneumothora**x**（開放性気胸）
X：Massive hemothora**x**（大量血胸）

ついては呼吸のみならず循環動態にも異常をきたす（閉塞性ショック）病態であることを念頭においてください．

- **視診**：胸部だけではなく頸部も同時に評価します．呼吸数，呼吸補助筋（胸鎖乳突筋，腹直筋，肋間筋など）を使用した呼吸の有無，体表の創傷，胸郭運動の左右差，胸壁の動揺（flailing），穿通創があれば空気の出入りをみてください．胸壁の動揺や胸郭運動の左右差は視診だけではよくわからないことがあるため両手を軽く胸壁に当てて感じとってください．
- **聴診**：呼吸音の左右差を聴いてください．著しい低下は重症の気胸や血胸の可能性があります．
- **触診**：胸壁の動揺や胸郭運動の左右差については前述のとおりです．手のひら全体を広く使って左右の胸郭を触診してください．強い痛みがあれば多発肋骨骨折の可能性があります．皮下気腫の有無についても観察してください．
- **打診**：生理的な異常をきたす胸部外傷をみつけることが目的であるため，前胸部・側胸部で鼓音，濁音の左右差をみてください．著しい左右差は重症の気胸や血胸の可能性があります．

③ C：循環評価

循環動態の異常を呈するのは，多くの外傷の場合，出血による循環血液量の低下です．モニターに表れる脈拍や血圧といった数値にとらわれず，きちんと身体所見をとって，末梢循環が低下しているプレショックの状態を総合的に認識することが重要です．出血によらないショック（閉塞性ショック：緊張性気胸，心タンポナーデなど，神経原性ショック：脊髄損傷など）の鑑別も必要です．ショックを早期に把握するための所見を以下に挙げます．

- **皮膚**：蒼白ではないか？ 冷汗がないか？
- **脈**：橈骨動脈は触れるか？ 触れ方は弱いか強いか？ 速いか遅いか？ 整か不整か？（β遮断薬内服，高齢，妊婦，ペースメーカー装着などの場合頻脈になりにくいので注意）
- **末梢血管再充満時間**：爪床または小指球を５秒間圧迫し，再充満までの時間が２秒以上あれば末梢循環低下を示唆（気温，年齢，内服薬，脊髄損傷などにより修飾を受けるので注意）
- **意識レベル**：不安，不穏などの意識の変調は，循環血液量減少に伴う脳血流の低下の結果であることがある

診察中に発見できるような外出血はすぐに圧迫止血してください．外出血がないのにショックが疑われる状態であれば胸部・骨盤のX線，胸腹部のエコー検査を行い，大量血胸や腹腔内出血，不安定型の骨盤骨折を診断してください．エコーを用いれば心タンポナーデの診断も可能です．

早い段階でショックが疑われれば，静脈路を確保して輸液を開始することが必要ですし，緊張性気胸や心タンポナーデがあれば，発見した段階で脱気や穿刺の処置をしないと心停止にいたりかねません．

④ D：中枢神経の評価

低酸素血症や循環血液量が低下していると，不穏や不安といった意識レベルの変化につながります．しっかりとした評価は呼吸と循環状態が安定している状態で行う必要があります．

⑤ E：脱衣と体温管理

体の表面がすべて観察できるよう脱衣を行い，体温を測定します．

2）観察手順（Secondary survey）

呼吸や循環が安定していることを確認したうえで，解剖学的な評価をしていきます．すなわち見逃しがないように頭からつま先，体の前面と後面の診察を行います．

①見て，聞いて，触って
②体の穴を全部みる
ことを心がけてください．

3 病歴は大事！

短時間で効率よく病歴をとる必要があります．よく使用されるのは「AMPLE」と呼ばれる聴取法です．

① A＝Allergy（アレルギー）

検査や投薬に注意が必要なことがあります．

② M＝Medication（内服薬）

ごくわずかな傷にみえても抗凝固剤などの内服があれば大量出血へつながります．また β 遮断薬などの内服があると循環血液量が落ちても頻脈になりにくくなります．入院が必要となったとき，継続して内服が必要な薬がないかどうかを考えることも必要です．

③ P＝Past history and Pregnancy（既往歴と妊娠）

大きな手術や治療中の疾患について聞きます．手術痕などの身体所見にも注意します（はりきって採血しようと鼠径部を刺したら，人工血管だったりした例もあります）．糖尿病や不整脈，狭心症などがあれば，外傷を受けるきっかけが内因性疾患による失神などであった可能性も出てきます．

④ L＝Last meal time（最終摂食時間）

造影剤を使用した検査や，全身麻酔での手術が必要になった際に重要な情報です．

⑤ E＝Event（受傷機転）

本人や目撃者からできるだけ詳細な情報をとります．車での事故であればスピードはどのくらいだったのか，シートベルトやエアバッグはあったのか，車のどこに損傷があったのか，などから受傷部位が推定できることがあります．転落であればその高さと地面の状態（土なのか，コンクリートなのか），何かの下敷きになったのであればその重さや形状も聞いてください．また，事故の前後で一過性の意識消失があったかどうかも聞いてください．小児や認知能の低下した高齢者など，自分で状態を伝えることが難しい患者さんでは，家族にいつもと違うふるまいがないかどうかを確認してもらうことも重要です．

4 どのようにどこまでみるか？

いくら見逃しがないようにと言っても，意識清明な若い女性の衣服を必ずしも全部脱衣して診察すべきなのでしょうか．バイタルサインが安定していて意識状態もよい，症状も強くない患者さんであれば，有無を言わさず機械的に診療手順に沿った診察をするのではなく，外傷を負って精神的ダメージを受けているであろう状態にも配慮して診察したいものです．私なら，このように話をしてみます．

1）例：最初に接触するとき

医師：事故でびっくりされましたね．今しっかりお話ができていて強い痛みもないのは良いことですが，気分が落ち着いてくると痛みが出てきたり，後からじわじわと内部の出血がわかることもあるので，大事にならないようにいったん全身を診させてくださいね．

2）例：胸部の診察

医師：先ほどうかがったお話では，胸もハンドルで打ったということでしたね．痛みはありませんか？

患者：じっとしていれば痛くはないです．

医師：スピードの出方と車の壊れ方の状況からすると，胸の真ん中あたりを打った可能性が高いのですが，上から順番に自分で押さえてみていかがですか？

患者：（自分であちこち押さえてみて）あ，左側のこのあたりが押さえると痛いです．

医師：打ち身の跡や骨折の可能性がないかどうか，ちょっと服を開けて診察させてくださいね．

5 まとめ

ご承知のとおり，外傷患者では，思いもよらないところに骨折が隠れていたり，少し時間が経ってからショックになったり，きっかけが内因性疾患による意識消失であったり，身体診察だけでは確定診断に至らず画像診断が必要となったりすることが多々あります．

ただ，「誰がどうみても腹腔内出血があってCT撮らなきゃ！」という症例や，「いつでも放射線科技師や検査技師が待機していてどんな検査もやり放題な病院」だと強気にいけますが，夜中に放射線技師をたたき起こしてでも検査を！というときにはやはり身体診察による根拠が必要でしょう．

- **派手な所見だけにとらわれずに**
- **ABCDEアプローチに沿って見逃しのないように**
- **重症であればあるほど，所見があったときにそれに対処しながら**
- **一見軽症？ な外傷患者では，気持ちにも配慮しながら**
- **どのような検査が今後必要になるのかを考えながら**

診察をすすめていくことが重要だと考えます．

私ならこうする！ （北村　大の場合）

国際的な救急救命士や救急医療関係者向けのITLSは，日本の救急救命士に比べて診療範囲が広いです．そのためITLSでは，検査機器のないプレホスピタルの場面での臨床行為が広範になるため，臨床判断における身体診察が重要な位置を占めます．特に外傷診療では，損傷部位が多数存在する可能性があり，また時間経過のなかで急に重症化することもあるため，見逃し部位のない，継時的な全身の評価法が必要となります．

経時的な評価には，身体診察が有効です．救急外来のような検査をふんだんにできる環境にいると検査に走りがちになりますが，実はパッと見た評価（general appearance）や身体診察のスキルを学ぶには，救急外来は格好の場になります．例えばパッと見で，大まかな呼吸数がわかりますか？ 日常診療で測定する癖がつくと，時間をかけなくても大まかな呼吸数がわかるようになります．また，DMAT（災害派遣医療チーム）の訓練中，エコーのない環境で血胸を診断しドレナージする場面で，評価の最後の決め手は打診でした．この胸部の打診に自信をもてるかも，日頃からの訓練が重要です．聴打診法も含め，自身の身体診察とエコーでの評価を経時的に比較し修正していくことが，いざという場面で役立ちます．ひとつの身体診察だけでdecision makingをすることは難しいかもしれませんが，ひとつひとつの身体診察の技術を磨いて精度を上げ，さまざまな所見を合わせ，より確実な判断ができるようになりたいものです．

最後に，ACLSをはじめ，さまざまな診療プロトコールが導入されるようになって，アルゴリズムに乗った診療を重視し，そこに満足しがちです．しかし診療現場でよい医療が提供できるかどうかにおいては，重症患者さんやそのご家族の気持ちにどれだけ配慮できるかも大きな鍵です．対応はケースバイケースになりますが，治療内容の医学的な振り返りとともに，倫理，コミュニケーション，医療安全に関連した振り返りも適宜もつことができればと思います．

Point

- 目につく外傷にとらわれずに，系統的にアプローチする
- 生理的異常をきたす重大な病態では治療を並行させる
- 精神的ダメージに対する配慮も忘れない

参考文献

1）「外傷初期診療ガイドライン 改訂第3版」（日本外傷学会・日本救急医学会 監修），へるす出版，2008

2）「外傷病院前救護ガイドライン JPTEC™」（JPTEC協議会テキスト編集委員会 編），プラネット，2005
↑絶版

3）「救命救急スタッフのためのITLS」（John Emory Campbell 編），メディカ出版，2008

1　健診（検診）での身体診察

三瀬順一，（コメント）大野毎子

何らかの不調や心配をもって来院する患者が対象の外来診療と健康診断（健診）や検診では，身体診察の意義は大きく異なります．また，健康状態やリスクを総合的に判断する健診と特定の疾患の発見を目的とする検診との間でも，その役割は違いがあります．実際の健（検）診では，身体診察自体が省略されてしまっていることも多いのですが，身体診察をするとしたら，その意義は何か，整理してみたいと思います．

事例

健診で異常のなかった受診者が翌日救急に！

市立Ａ病院の内科後期研修医は，週１回，市民健診の身体診察を担当することになっています．ある日の受診者は，いずれも健康そうな中高年の人ばかり35人でした．１人２分ほどで，胸部の聴診をし，何か相談はないかと尋ねましたが，誰も質問する人はいなく，１時間あまりで病棟の仕事に戻りました．

翌日，この日の受診者であったＢさんが，心房細動と脳塞栓症で救急搬送されてきました．

指導医「昨日は洞調律だった？」

研修医「…」（全く記憶にない）

Ｂさんの家族「昨日，健康診断では，特に異常がなかったと言われたのに，こうなっちゃって．不整脈があったのに，見逃されたのですか？」

研修医「…」（見逃しとの指摘が怖くて言葉が出ない）

Q 健診によって異常所見を見出す可能性はそんなに低いのでしょうか？

1 そもそも健診には限界がある

自覚症状のない受診者において身体診察で異常所見を見出す頻度は一般に低いでしょう．また，異常があっても，健診の場面では，既往歴やほかの所見と総合して考えないと，その意味（リスクの程度）を明確に知ることは難しいと言えます．また，健診全体でも，すべての疾患のリスクを評価することには限界があることを受診者に理解していただいておく必要があります．

2 健診受診者の身体診察における有所見率は，概して低い

自覚症状のない集団である，健診受診者では異常所見はもともと少ないと考えられます．また，実証的データがありませんが，外来診察室で初診患者の身体診察に費やす時間は5分未満，神経学的診察を含めても15分を超えることはないでしょう．健診ではさらにこの時間が短くなり，身体診察で何らかの所見を見出すこと自体が難しくなっています．

3 身体診察は，一般に感度が低い

「感度が低い」とは，疾患を持っていても所見が全例に見出せるわけではないことを意味し，したがってSnNOut（sensitivity negative rule out：感度が高い所見で陰性の結果を得れば，その疾患は除外できる）によってある疾患を除外することもできません．健診の意義の1つは，スクリーニングです．そのため感度が高い診断的検査が採用されるべきです．そもそも身体診察は，スクリーニング行為である，健診には適していないことになります．

つまり，身体診察によって除外診断や確定診断に至る糸口さえ見出すことが難しいのが現実です．多くの健（検）診で，身体診察が省略されているのもこのためと思われます．

4 身体診察は，一般に特異度が高い

「特異度が高い」とは，ある疾患について，健康な人ではほとんど見出せない所見があることです．つまり，その所見を得れば，自覚症状がなくて

表1 ●自覚症状の少ない異常に関して特異度の高い身体所見

自覚症状の少ない異常所見	身体所見	感度（%）	特異度（%）	陽性LR
肝腫大	肋骨下縁の肝辺縁を触知	48	100	233.7
脾腫	脾臓を触知	18～69	89～99	9.6
末梢血管疾患	足が非対称に冷たい	10	98	6.1
Hb11 g/dL 未満	結膜環蒼白（＋）	10	99	16.7
甲状腺腫	普通の姿勢での触診と視診	43～82	88～100	26.3
甲状腺機能低下症	眉毛の脱毛	29	85	1.9
腹部大動脈瘤	膨張性拍動性の心窩部腫瘤を触知	22～68	75～99	7.6

文献1より

LR：likelihood ratio（尤度比）

も疾患の存在を強く疑わせる，場合によっては確定診断に至る（SpPIn：specificity positive rule in）ことになります．

では，自覚症状がない受診者で，身体診察によってある疾患（や状態）に特異的な所見を見出すのはどういった場合でしょうか．

表1に，自覚症状の少ない異常に関して，特異度の高い身体所見の例を示します．

5 身体診察が健診全体で果たす役割は限定的である

診断学の教科書では，普通，外来患者や入院患者のように，何らかの愁訴のある集団で研究された身体診察の検査特性が掲載されています．これを健診受診者にあてはめるときには，十分な注意が必要です．重症度の分布，有病率の異なる集団では，おのずと検査特性に変化が生じるからです．もし，検査特性が同じだと仮定しても，健診の場合，軽症者が多く，有病率が低いので，陽性反応的中率は低くなり，健診で所見のあった集団の半数（51.98％）しか疾患をもたないことになります（表2，下段※）．

表2 有病率の異なった集団における陽性反応的中率の試算
（いずれも，ある身体所見の感度を70％，特異度を98％と仮定した）

・有病率（事前確率）30％＝外来診察に相当

	疾患あり	疾患なし	合　計
所見あり	2,100	140	2,240
所見なし	900	6,860	7,760
合　計	3,000	7,000	（人）10,000

陽性反応的中率＝所見がある人のうち真に疾患をもつ人の割合
＝2,100/2,240×100＝93.75％

・有病率（事前確率）3％＝健診での診察に相当

	疾患あり	疾患なし	合　計
所見あり	210	194	404
所見なし	90	9,506	9,596
合　計	300	9,700	（人）10,000

※陽性反応的中率＝210/404×100＝51.98％

6 軽い愁訴を持ちながら受診をためらう人を後押しすることはできる

健（検）診に身体診察や医師との相談が含まれている場合に限りますが，何らかの自覚症状を持ちながら，経済的な理由や仕事の多忙，受診する科がわからないなどの理由で受診をためらっている人は案外多く，健（検）診の診察の際によく相談されます．

例えば，心房細動や心室性期外収縮で動悸を自覚している場合，朝や労作時のみ喘鳴のある気管支喘息の場合，下肢の異常知覚を感じながら主治医に言い出せないでいる糖尿病患者の場合などです．健診での医師の診察により，身体所見が明確になり，受診勧奨になる例は，意外と多いかもしれません．問診表の自覚症状のチェックだけでは拾い上げられない所見を見出したり，あいまいな自覚症状を身体診察によって明確化するのは，健診における身体診察の意義の1つです．

7 検診では，ポイントを絞った診察を心がける

検診とは特定の疾患の存在する可能性を判断する行為であり，乳癌検診，胃癌検診などのように病名をつけて表現されます．よって，その一部に含まれる身体診察は，その疾患で必ず見出される所見がないことを確認して除外（SnNOut）し，その疾患以外ではみられない所見がないか，追求（SpPIn）するという姿勢が求められます．

その際，身体所見は一般に感度が低く特異度が高いため，診察自体に限界があることに留意すべきです．

8 健（検）診の限界を受診者に理解してもらうこと

身体診察のみならず，健（検）診の限界は，その主催者が受診者に対して説明し，理解を得る責任があります．しかし，受診者側が，健（検）診をどのように認識するかは，実は，普段の外来での，医師をはじめとする医療従事者の言動や態度にかかっているといっても過言ではありません．

健（検）診で要精査，要治療といった判定の紹介状を受けて受診する患者に対し，その意義と限界を過不足なく臨床医が説明してきたでしょうか．甚だ疑問です．

例えば，メタボリック症候群や高脂血症のように個々のリスクにあまり関係なく，一定の数値で輪切りにして要治療などと判定する健診に対し，臨床医の健診結果に対する行動はばらつきがあるのが現状です．ある医師は過度の脅しをかけたうえ，すぐ処方を始めますが，別の医師は，頭ごなしに「リスクが低いから心配ない」と言ってのけています．

外来患者に健（検）診受診を勧めるときにも，結果にしたがって精査・治療するときにも，臨床検査と身体診察について，その限界と意義を正しく説明することは，日ごろの臨床に必要なことです．

米国保健福祉省医療研究・品質局による予防医学タスクフォース（USPSTF）は，“The Guide to Clinical Preventive Services”のpdfファイルを無料で提供しており（http://www.ahrq.gov/clinic/pocketgd.htm），有病率の違いに配慮して使えば参考になるでしょう．

私ならこうする！ （大野毎子の場合）

健診は普段医療機関にかからない年代の住民に介入するチャンスです．成人の健診にあたえられた時間は通常数分です．最低限の身体診察をするのに1分，あとは健康相談的な「問診」2分．身体診察で何かを見つけるというより，「問診」のほうが意義があると思います．

「問診」で聞くことは2つ，心配事とタバコです．

1）「体で気になることはないですか？」

何か訴えがあっても，そのすべてに短時間にこたえられないことの方が多いですが，そのときは，主訴に対して今回の健診に含まれている項目でわかることとわからないことを明確にお話しします．そしてかかりつけの医師の有無を確認します．かかりつけ医のある場合は「次の受診時に尋ねてみたら」と勧めたり，ない場合は最寄りの医療機関を受診するよう勧めたりします．

2）「タバコはお吸いですか？」

とくに気になることがないという人には「タバコはお吸いですか？」と尋ねます．問診表で吸っていないと書いてあっても，実は家族で吸う人がいたりするので禁煙の大切さについて軽く情報提供します．

Point

健（検）診における身体診察の意義は限定的である．しかし，健（検）診の目的・意義に沿って受診者に理解を得つつ行えば，重要な疾患の拾い上げにつながり，適切な受診を促すこともできる．そのためには，臨床医が日ごろの診療のなかで，身体診察の特性を理解し，健（検）診について理解を深めておくことが大切である．

参考文献

1）「マクギーの身体診察学―エビデンスにもとづくグローバルスタンダード 第2版」（McGee,S 著，柴田寿彦 訳），診断と治療社，2009

2　へき地・離島で求められる「臨床力」

福士元春，（コメント）米田博輝

少ない医療資源でいかに適切な判断をしていくか ― へき地・離島の臨床現場は「臨床力」が試される挑戦の毎日です．最前線では，自分が今１人で臨床判断をくださなければならない，自分の臨床判断が予後を大きく左右するかもしれない，そんな瞬間がしばしば訪れます．経験のない診療を求められることもあります．コンサルトする専門医もいない，CT・MRIもない，血液検査もすぐに結果を知ることができない．そんななかで必要に迫られながらも頼りにするのは自分の臨床の腕前，「臨床力」です．特に身体診察は計り知れない威力を発揮することがあります．

それでは，へき地・離島で求められる「臨床力」とはどんなものでしょうか？ 事例を通して考えていきたいと思います．

事例

診断に必要な検査がすぐにできないとしたら…

患者プロフィールと主訴・来院理由：

発熱・嘔吐・頭痛を主訴に外来を受診した60歳女性

現病歴：

４日前の朝から38.2℃の発熱，悪心嘔吐が出現．腹痛，下痢，咳，鼻汁などの随伴症状なし．それほどひどくなかったためそのまま様子をみており，２日前にも普段通り仕事へ出勤した．前日昼から嘔吐，食欲低下が出現．本日朝から再び38℃台の発熱，拍動性の頭痛がひどくなったため，午前９時に外来受診（初診）

既往歴：

３年前，大腸癌の根治手術．現在再発なくある病院の外科で抗癌剤内服治療中

家族歴：

感染症の家族内発症なし．その他，特記すべきことなし

生活歴：

喫煙・飲酒歴なし．薬物などの常用なし．保険会社に勤務していたが２日前に定年退職

Q 上記の情報からどんな身体所見が必要でしょうか？

1 今，なぜこの所見が必要なのか？

1）仮説演繹法ではじめよう！

60歳女性の発熱・嘔吐・頭痛，という情報でどんな鑑別疾患を思い浮かべるでしょうか？ それはどれくらいの可能性があるでしょうか？ 診断にはさらにどんな情報が必要でしょうか？ 少し考えてみてください．

もしすぐに鑑別疾患が思い浮かび，必要な情報が網羅できないようであれば，ひとまず仮説演繹法を用いて診断プロセスを進めるのがよいでしょう．仮説演繹法とは，いくつかの鑑別疾患を想定し（仮説），その疾患の診断に役立つ所見を病歴聴取・身体診察から情報収集して鑑別疾患リストを修正しながら確定・除外診断にいたる（演繹）プロセスのことです．

身体診察をはじめる際には，今，どんな疾患を想定しているか，どんな所見が必要なのかを考えながら進めていきます．網羅的に身体所見を集めるだけではなく，診断のために焦点を絞って所見をとりにいくことが必要なのです．

2）ベイズの定理で身体所見をとろう！

しかし，どの所見がどの疾患の確定診断に役立ち，どの疾患の除外診断に役立つのかがわからないと，どんな所見をとるべきかがわかりません．そこで役立つのがベイズの定理です．

ベイズの定理：事前オッズ × 尤度比 ＝ 事後オッズ

オッズとは確率（例えば50％）ではなく比（例えば1：1）のこと．尤

陰性尤度比	低	9	高
低	**除外のために使う** Cushing 症候群の満月様顔貌 [1.6 / 0.1] 心タンポナーデの奇脈>12 mmHg [5.9 / 0.03] 聴力低下のささやき声テスト [6.0 / 0.03]		**確定・除外の両方に使う** 甲状腺機能低下症の腱反射時間 [18.7 / 0.1] COPDの呼気早期のラ音 [20.8 / 0.1] CVP>12 mmHgの頸静脈怒張 [10.4 / 0.1]
0.11			
高	**確定・除外にはならない** 腹膜炎の反跳痛 [2.1 / 0.5] 肺炎の呼吸数>28/分 [2.0 / 0.8] 肝腫大の肝臓触知 [1.8 / 0.6]		**確定のために使う** 心駆出率低下の心尖拍動 [10.1 / 0.6] 閉塞性黄疸の胆嚢触知 [26.0 / 0.7] 尿管結石の顕微鏡的血尿 [73.1 / 0.3]

陽性尤度比

図●確定のために使う所見，除外のために使う所見
［陽性尤度比/陰性尤度比］で示しています．便宜上，陽性尤度比9，陰性尤度比0.11で区別しました．陽性尤度比9とは事前オッズ1：1（確率50％）を事後オッズ9：1（確率90％）に上げる所見で，陰性尤度比0.11は事前オッズ1：1（確率50％）を事後オッズ1：9（確率10％）に下げる所見です

度比とは感度・特異度から求められる検査特性のこと．したがってこの定理は，ある疾患の可能性（事後オッズ）は，疾患頻度（事前オッズ）と検査特性（尤度比）によって決まるという意味です．

もともと疾患頻度が高く（高い事前オッズ），確定に役立つ陽性所見（高い陽性尤度比）があれば，ある疾患を確定しやすくなります（高い事後オッズ）．反対に，もともと疾患頻度が低く（低い事前オッズ），除外に役立つ陰性所見（低い陰性尤度比）があれば，ある疾患を除外しやすくなるというわけです（低い事後オッズ）．

したがって，診断には疾患頻度を見誤らないことと，適切な所見をとることの2つが重要です．

疾患頻度については，その医療機関や地域での発生頻度を常に意識しておく必要があります．稀な疾患が起こる可能性は低く，頻度の高い疾患の可能性は高いのです．

適切な所見をとるためには，身体所見を4つに分類して理解しておくとよいでしょう（図）．確定のために使う所見（高い陽性尤度比）なのか，除外のために使う所見（低い陰性尤度比）なのか，大まかにとらえておくと便利です．各身体所見の尤度比の情報については，参考文献[1)]などをご参照ください．

2 陽性と陰性は紙一重

今回の事例でははじめ頻度が高いウイルス感染症を疑いましたが，髄膜炎の可能性も示唆されました．それでは，髄膜炎の確定・除外にはどんな所見が必要でしょうか？

事例（つづき）

所見の判断は難しい！

主な身体所見：

意識清明．血圧127/84 mmHg，脈拍96/分（整）．呼吸数16回/分．体温39.8℃．SpO_2 97％．口唇に疼痛を伴う水疱少数あり．鼻咽頭発赤なし．扁桃腫大なし．頸部・腋窩・鼠径リンパ節腫大なし．胸腹部異常所見なし．神経学的異常所見なし．項部硬直陰性．Kernig徴候陰性．Brudzinski徴候陰性

項部硬直は感度90％，特異度70％［陽性尤度比3.3 / 陰性尤度比0.14］ですので，どちらかといえば髄膜炎の除外のために使う所見です．陽性であっても確定はできませんが，陰性であれば，髄膜炎の可能性はかなり低くなるはずです．Jolt accentuation（頭を左右に振り頭痛が誘発されるか）[2]は感度97％でやはり髄膜炎の除外のために使う所見ですが，今回は施行されませんでした．

ところが，別の医師がやってきて，さらに高く頭を持ち上げるようにして項部硬直を確かめました．

医師B「項部硬直あるんじゃない？」
医師A「え，そうですか？ これ陽性ですか？ 少し力が入っているだけかなあと思ったのですが」
医師B「髄膜炎，何人も診たことあるけど，こんな硬さだったよ．すぐに腰椎穿刺しよう」

Q もしへき地・離島で自分1人で判断しなければならないとしたら，あなたはどうしますか？

表●身体所見の κ 値

所　見	κ 値
Babinski 反射	0.17 ～ 0.54
心雑音（収縮期雑音）の有無	0.19
ラ音	0.21 ～ 0.63
甲状腺腫	0.38 ～ 0.77
黄疸	0.65
項部硬直（くも膜下出血に対して）	0.76
頻脈（心拍数＞100 / 分）	0.85

身体所見の信頼性はそれほど高くないことがわかっています．同じ患者の身体所見について，２人の医師の判定が異なることはよくあることです．偶然一致のみを０，完全一致を１とした一致率（κ 値）の例を示します（表）．

所見が陽性なのか陰性なのか，判定に迷うこともあります．診療録に（±）という記載を見かけることがありますが，どちらとも判断できず苦悩した様子が伺える表現です．

「陰性」と表現したところで，実は「疑いようのない陰性」から「陽性に限りなく近い陰性」まで存在しています．その微妙な線引きをどこにするか，医師の主観的判断に頼らざるをえないのが現状です．

この事例でも，「項部硬直陰性」と割り切って髄膜炎を除外できるような，疑いようのない陰性所見ではありませんでした．しかし，その微妙なニュアンスを伝えるのは難しく，医学的記述では「項部硬直陰性」と表現する以外にはありません．それにもかかわらず，陰性という判断で髄膜炎という重大な鑑別疾患を除外するかどうかという岐路に立っているのです．

ここに身体診察の落とし穴があるのではないかと思います．実は，身体所見の多くは，陽性・陰性というコトバへ変換できるほど簡単な現象ではありません．自分が感じとった現象はどんなものだったのか．コトバに表現した際に，表現できずにこぼれ落ちてしまった現象は何か．ここに敏感になる必要があるのではないかと思います．

3 もしへき地・離島だったら

実はこの事例はへき地・離島ではなく，地域病院で経験した症例です．髄膜炎を疑い，CT検査で頭蓋内圧亢進がないことを確認後，ただちに腰椎穿刺を行うことができました．その間にも意識障害がどんどん進行していくという劇的な経過でした．

髄液所見は黄色で混濁がみられ，髄液細胞数2,133/μL（多核球93％），タンパク368 mg/dL，糖0 mg/dL．肺炎球菌による細菌性髄膜炎でした．死亡率の高い（60歳以上で34％）疾患ですが，幸い早期に治療を開始することができ，一命をとりとめております．

もしこれがへき地・離島だったら，非常に難しい判断を迫られることになります．細菌性髄膜炎はもともと疾患頻度が低いため（10万人対の罹患率は髄膜炎2.4，肺炎球菌性髄膜炎は1.1）[3)]，事前オッズが低くなります．適切な病歴・身体所見が得られたとしても，事後オッズがそれほど高くならず，細菌性髄膜炎と確定することが難しいのです．しかしながら，すぐに治療を開始しなければ，予後に重大な影響があります．

診断確定のためにはCT検査のうえで腰椎穿刺が必要ですが，すぐにCT検査ができない，搬送先が遠いなど，医療資源が限られています．診断が確定する前に治療を開始する判断も必要になるでしょう．適切な判断がなされていたとしても，非常に難しい状況です．

さらにもし適切な病歴・身体所見が得られていなければ，状況はさらに深刻です．項部硬直陰性という判断になっていたら，迅速な治療開始の判断はできなかったでしょう．1つの身体所見の判断が，予後に直結する情報になるかもしれないのです．

ある現象を自分の感覚でどうとらえて，どのようにコトバに変換していくか．このスキルは「臨床力」そのものではないでしょうか．スキルを身につけることは一朝一夕にはできません．自分の感覚を大事にしながら日々の経験をふりかえり，補正しながら積み重ねていくことで「臨床力」が向上していくのではないかと思います．

明日もまた「臨床力」を試される瞬間がやってきます．それは臨床医にとっては試練ではありますが，ここにこそ臨床の醍醐味があるのではないでしょうか．

私ならこうする！ （米田博輝の場合）

私は地域の小さな一人診療所で働いています．この症例のように，診断に迷うことはとても多いです．そんなとき，役に立つのが身体診察，病歴であることは間違いありません．それでも身体診察は万能ではありません．そんな不確実な世界で考えることを地域医療の視点からまとめてみたいと思います．

白か黒か灰色か

福士先生の提示したような症例に出会ったときには本当に悩みます．指摘があったように，診察所見は陽性，陰性で割り切れるものばかりではありません．κ 値の例にあるように，その判断は少なからず恣意的にならざるを得ないのです．本来は灰色のものを白か黒かに分けることは難しいことなのです．というか，灰色は濃いとか淡いなどの修飾語はつきますが，灰色としか表現できません．それでも患者に起こっている真実は白か黒かのどちらかであり，プロの医師として，白と黒のどちらに近い色なのかを判断する技術を常に磨いていく姿勢は大切です．その技術を磨くためには，普段からのトレーニング（丁寧な身体診察，病歴聴取）以外に方法はないように思います．

異常であることを認知する方法には2通りあると思います．それは①正常と違う→異常，②異常である→異常という認知のしかたです．どちらの方法も大切で，どちらの方法がよいといったものではありません．どちらもとても大きな武器になります．比較的軽症例が多い診療所でも①の方法であれば十分トレーニング可能なのです．何より大切なことは，自分は何を診ているかを自問しながら診察することと思います．探している所見について表現できなければ，探していないことと同じです．身体所見をとるときにちょっと意識を変えてみることが技術を身につけるための近道ではないでしょうか．

一歩下がって考える

どうしても判断がつかない場合もあります．そんなとき，私は一歩下がって考えることにしています．不確実な臨床という世界で判断するとき，「診断は何か」と考えることも大事ですが，目の前の「患者の予後」はどうかと考えることも同様に大切です．診断が合っていた場合どのような転機となるのか，また，診断を誤ってしまった場合，どのような転機になるのかを考えるのです．臨床決断の多くは，患者にとって，または医師にとっての種々の利益と不利益，それらの確率をもとに行われています．地域の診療所というセッティングでは診断はより保守的（過剰診断）になります．それは医療へのアクセスが大きく障害され，状態が悪化したときの患者（家族）への不利益が大きい場合があるからです．灰色を黒と判断することに対して，若い医師にとっては大きなストレスを感じるかもしれません．それでも患者のことを考えるとそれが最善の選択である場合も多いことを忘れてはならないと思います．患者さんや家族，紹介先の先生にも正直に自分の思いを伝えるようにしています．レジデントの皆さんは違和感を感じるかもしれませんが，診断と決断は必ずしも一致しないのが地域医療の難しさであり，醍醐味でもあります．

4 専門医の臨床の知をどう橋渡しするか

この原稿がレジデントノート誌に掲載された際，当時，佐賀市立国民健康保険三瀬診療所で勤務されていた故白浜雅司先生から印象的なメールをいただいたことをなつかしく思い出します．

当時は先生からのメールには驚きましたが，たいへん鋭いご指摘でもあり，今思えば重要なメッセージを残していただいたと思います．Letterでの投稿を検討された先生の遺志を汲み，その一部を再構成してここでご紹介させていただきたいと思います．

件名　へき地，離島で求められる臨床力への質問

日時　2008年5月16日

福士先生

お久しぶりです．質問を送ります．

私の診療所でもありうる，見逃してはいけない症例だなと思いました．もし自分だと，項部硬直は少しオーバーにとって，CTがあって腰椎穿刺のできる総合病院で髄膜炎の除外をするだろうなと．

その次が問題です．離島でCTがなく搬送に時間がかかる場合，CTしないで腰椎穿刺していいのか．または腰椎穿刺しないで抗生剤を始めてはダメなのか．ウイルス性の髄膜炎に対して，抗生剤投与でどれだけ患者さんにマイナスがあるでしょうか．そういう視点の推論も大切な気がしました．

この連載が身体所見を強調したい連載であるのはわかるのですが，身体所見と検査所見をみてやる．また身体所見が少しでもあれば，検査所見がなくても

治療を始めるという選択はないのか，特に今回「へき地，離島で」という設定の表題をつけたのだったら，そこまで言及してほしかったです．

ご検討いただければ感謝です．

白浜雅司

件名　Re: へき地，離島で求められる臨床力への質問

日時　2008年5月18日

白浜先生

ご無沙汰しております．ご質問いただきありがとうございます．

先生がご指摘の通り，本症例は検査・治療に関することは非常に議論が多く，学ぶべきところも大きい症例でした．しかし，今回は連載の趣旨をふまえ，あえて身体診察に焦点をしぼって書かせていただきました．そのために，へき地・離島で考えるべき大きな問題が浮き彫りにならなかったことは，まさにご指摘の通りです（そもそもへき地の症例ではありませんでしたので，限界があったと思います）．

内科外来担当医師がウイルス感染症疑いで入院を決め，すでに頭部CT検査は施行されていました．赴任したばかりの3年目医師が入院担当となり，判断に困って相談がきたところで入院を知り，病室で診察しました．すでに来院してから3時間が経過していました．診察したところ，呼びかけに返答はみられましたが，すでに意識障害があると判断しました．項部硬直ははっきりしませんでした．

診察中に，神経内科医が登場．おそらく項部硬直の所見だけで判断を決めたはずはありませんが，ほかの3人の内科医師がはっきりしないという判断だった目の前で「間違いなくあるね」という言葉には衝撃を受けました．迅速な判断の分かれ目だったと思います．

すでに血液検査は施行されており，WBC 11,100，CRP 4.20と決定的な結果ではありませんでした．

すぐに腰椎穿刺を施行し，混濁を確認してただちに神経内科で治療開始となりました．成人の細菌性髄膜炎の死亡率は34%，治療はステロイドと抗生剤です．ステロイド投与は成人の細菌性髄膜炎では死亡率が減少する〔相対危険0.57（95％信頼区間：0.40～0.81）〕というメタ分析[4]があります．

※**免疫力低下，脳神経疾患の既往，けいれん，乳頭浮腫，意識障害，巣症状**などのリスクがなければCTせずに腰椎穿刺しても危険性は低いとの報告があり

Part 4 地域の中での身体診察

ます[5]．乳頭浮腫がなければ大丈夫というのは間違いで，むしろリスクがある症例でトラブルが多いという報告もあります．

本症例では，抗癌剤内服中，意識障害というリスクがあり，CTが必要な症例でした．CT検査を行うと，2時間の診断の遅れ，1時間の治療開始の遅れにつながるという報告もあります．入院後3時間の治療開始の遅れは死亡の独立したリスクであり，オッズ比14.1倍です．

もし，へき地だったら．すぐにCT検査ができない場合，血液培養を採取し，ただちにステロイド・抗生剤投与というのが2004年のIDSAガイドライン[6]では奨められています．

しかし，病原体が不明のまま抗生剤投与を先行させるのは，後方病院での治療には不利益でしょう．抗生剤を投与すると髄膜炎菌は15分～2時間後で9例すべて，肺炎球菌は4～10時間後に7例のうち5例で菌が検出されなくなった，という報告があります．

IDSAガイドラインには，

- ※のリスクがあれば，ただちに血液培養，デキサメサゾン＋抗生剤，CT確認，腰椎穿刺
- ※のリスクがなければ，ただちに血液培養と腰椎穿刺，デキサメサゾン＋抗生剤

というアルゴリズムはあります．

以上の論文はほとんどがここ5年で出たものです．日々勉強が必要ですね．

紹介してしまえば終わり，という態度ではなく，家庭医こそ，その後の治療，経過に重大な責任をもつ配慮と見識が必要だと思います．

福士元春

件名　Re: Re: へき地，離島で求められる臨床力への質問

日時　2008年5月18日

福士先生

本当に貴重な経験談をありがとうございます．

ある若者が頭痛と38度の熱で夜8時に来たことを思い出しました．

バレーボール試合中の看護師さんに来てもらい，項部硬直と血液検査で陽性所見がなかったので，ウイルス性の風邪の一部として経過をみることにしましょうというような説明をしました．今回の事例を読んで絶対なかったかと言われると難しいところです．結果的に経過は良く2日で改善したようですし，村で

できることをできるスタッフでやっているのです．

専門医のすばらしさを知ることはたくさんあります．その専門医の臨床の知をどう，家庭医が疑うのか，その橋渡しの仕事（先生方がやられているEBM的な検証は必要ですが，現場でそれを一人の医師がすることは難しいです）をどうするか，それがこれから本当に総合医，家庭医をきちんと作るという作業で大事なことだと思っています．家庭医だけで家庭医は作れないと思うのです．

ぜひ，この内容はまた違った形で，もう少し詳しくまとめてほしいと思います．

白浜雅司

件名　Re: Re: Re: へき地，離島で求められる臨床力への質問

日時　2008年5月18日

白浜先生

ありがとうございます．

私の少ないへき地経験でも，先生のような経験がほとんどでした．当時は，本当に見逃していないだろうかと悩みましたが，ベイズの定理のおかげで今は少しだけ安心できる，というところではないかと思います．事前確率が低いなか，項部硬直も血液検査も陽性所見なしで経過観察という判断は，もしごく稀な細菌性髄膜炎を見逃していたとしても，判断としては適正であると思うのです．

「後医は名医」と言われますが，専門医の知見をいかに学ぶか，専門医といかに協働できるかは，今後家庭医として発展していくための重要な点ではないかと思います．

幸いこの患者さんは約1週間後に意識が回復し，今では車椅子に座って元気な姿を見せています．今でもあの項部硬直のシーンを思い出します．

先生からこのような重要なご指摘をいただけたこと，本当に感謝しております．

福士元春

Point

へき地・離島で求められる「臨床力」向上のためには
・疾患頻度と見逃してはいけない疾患を意識すること
・確定か除外かを考えて身体所見をとること
・陽性・陰性からこぼれ落ちる現象に敏感になること

参考文献

1）McGee, S. : Evidence based physical diagnosis. 2nd ed., Saunders, St. Louis, 2007
↑身体診察のエビデンス集決定版．邦訳版「マクギーの身体診断学」がある
2）Attia, J. : Does this adult patient have acute meningitis? JAMA, 282 : 175-181, 1999
↑ JAMAのRational Clinical Examinationシリーズ
3）Schuchat, A., Robinson, K., Wenger, J. D., et al. : Bacterial meningitis in the United States in 1995. Active Surveillance Team. N Engl J Med, 337（14）: 970-976, 1997
4）van de Beek D., de Gans J., McIntyre P., et al.：Corticosteroids for acute bacterial meningitis. Cochrane Database Syst Rev, 24（1）：CD004405, 2007
5）Fekete T., Quagliarello V. Clinical features and diagnosis of acute bacterial meningitis in adults. In：UpToDate, Basow, DS (Ed), UpToDate, Waltham, MA, 2008
6）Tunkel, A. R., Hartman, B. J., Kaplan, S. L., et al.：Practice guidelines for the management of bacterial meningitis. Clin Infect Dis, 39：1267-1284, 2004

3　在宅診療における身体診察

川越正平，（コメント）和座一弘

在宅診療における身体診察について，まずはじめに急性腰痛症を生じた症例を呈示し，その後に療養環境や患者背景を踏まえた準備，在宅ならではの病歴聴取や身体診察上の工夫，在宅における全身状態のみかたについて解説します．

事例

急性腰痛症を発症した認知症の患者さんを在宅で診ることになった

Parkinson症候群，Alzheimer病の85歳男性．12月に転倒して腰椎圧迫骨折（L3）を受傷しました．小刻み歩行もあり通院が困難になってきたため，翌年2月から訪問診療を開始．同年3月，腰痛の急激な悪化を生じました．安静時痛は目立たないものの，歩行はもちろん端座位をとることもできない状況に陥っていました（認知症のため本人に尋ねても明らかな誘因は不明）．

身体所見上，腰椎棘突起や仙骨部に左の手のひらを当てて右の握り拳を用いて軽く振動を加えると痛みが誘発されることから，骨に由来する痛みが疑われました．幸い神経学的には所見を認めませんでした．X線撮影を含む整形外科受診が望ましいものの，車椅子に移乗して病院まで移送することでさらに腰痛が悪化する可能性も憂慮されました．

そこで，NSAIDsの処方，コルセットの使用を先行させることとし，廃用性筋萎縮に陥ることを避けるため床上で可能なリハビリを開始しました（訪問看護）．発症から10日後ようやく端座位をとることが可能になった時点で，リクライニング式の車椅子と介護タクシーを手配して病院受診につなげたところ，新たにL2に圧迫骨折を生じていたことが判明しました．

発症から３週間後には小刻みながら自宅のトイレまでの往復を歩行できるまでに改善，幸い寝たきりに陥ることを回避することができました．急性腰痛症発症に際して，発症当初の端座位すらとれない状態，その後かろうじて座位ならとれるようになった状態，車椅子への移乗が可能になった時点，という３つの段階を注視しつつ現実的な対応を行ったケースです．

Q 在宅診療における身体診察の工夫，ポイントは何でしょうか？

1 療養環境や患者背景を踏まえた周到な準備

1）在宅で入手できる診療情報の制約

在宅においては，地域により条件の違いはあるものの，検体検査については外注する形でおおむね可能です．しかし，アンモニアや動脈血液ガスのように迅速な運搬や検体処理を要する項目には一定の制限や条件が生じうることになります．患者の協力なしに検体を採取することが難しい喀痰検査などを実施するにあたって困難を伴う場合も多くありません．さらに，CT スキャンなどの大型機器を要する患者検査を実施することはできません．

このように，在宅で入手できる診療情報には制約があると言わざるを得ません．**在宅患者については**，次に述べるように**療養環境や患者背景を踏まえ，医学的に周到な準備を心がけておく**ということが，入院患者や外来患者と比べ，より重要となります．

2）在宅であるがゆえに可能な療養環境アセスメント

在宅医療であるがゆえに把握可能なことに，患者をとり巻く療養環境があげられます．家屋の構造はもちろんのこと，患者・家族の理解力，介護力などについても情報収集できる貴重な機会となります．

特に，玄関周囲のアプローチ，屋内の段差，ベッドから食卓やトイレまでの動線，浴室，手すりなどの家屋構造については，初回の訪問診療の際に把握するように努めたいところです．例えば「２階に寝室がある場合などには階段を使わなくてもすむように見直す」「移乗に困難を有する状態にあれば，電動ベッドやポータブルトイレ，車椅子など導入すべきものを確認する」「補助器具を用いた入浴方法の実際」などについても確認します．

もちろん，専門的な内容については，ケアマネジャーを介して住宅改修や補助器具の専門家に委ねればよいでしょう．

3）起こりうる急性増悪や合併症，トラブルを明らかにしておく

次に，例えば，心不全や気管支喘息，誤嚥性肺炎など，臨床経過からある程度予測可能な急性増悪や合併症については，起こりうる事態をあらかじめ想定しておきます．また，家屋構造に起因する転倒などの事故，装着している胃ろうや尿道カテーテルに関連したトラブルなど，予見可能なことも少なくありません．このように，患者ごとのリスクを事前にアセスメントすることが大切です．それを踏まえて，予防的観点からの治療はもちろんのこと，住宅改造をすすめたり，交換用の尿道カテーテルを自宅に預けておくなどの備えが有益です．

2 在宅における病歴聴取と身体診察

病歴聴取や身体診察については，こと在宅医療だからといって外来や入院病棟と根本的に異なるという訳ではありません．ただし，対象となる患者が要介護者やがんの終末期患者であることが多いこと，認知症を合併している頻度が高いこと，前項で述べたように診療情報の収集に際して制約が存在することなどから，特に注目すべき点についてポイントを紹介したいと思います．

1）病歴聴取

「ごはんはおいしいですか？」「お通じはきちんと出ていますか？」「夜はよく眠れていますか？」など，生活の基本となる食事，排泄，睡眠に関連した質問を投げかけるよう習慣づけたいところです．そのときどきの気候や直近のニュースなどを話題にとり上げるのも一法です．これらの問いには，できる限り患者自らの言葉で答えてもらいます．その目的は必ずしも答えそのものにあるのではありません．むしろそれらのやりとりのなかで，患者の認知機能や生活実態，知的活動性，意欲，さらには家族のかかわり方や心情をうかがい知ることにあるのです．

2）身体診察

診察にあたっては，一般的な血圧や脈拍の測定に加え，パルスオキシメータを用いて経皮的動脈血酸素飽和度（SpO_2）を測定します．次に，要介護者がトラブルを生じやすい全身の皮膚や四肢の観察を習慣づけます．靴を履いていない自宅内を診療場所とするため足趾や爪の観察は容易です．浮腫や末梢循環不全，湿疹や褥創，白癬，蜂窩織炎，陥入爪などを見逃さないようにします．

高齢者，要介護者の身体診察のなかで，特に重要なのが**口腔内の観察**です．ややもするとこれまで身体診察において軽視されがちであったかもしれませんが，舌や残存歯，口腔内の衛生状況，さらには実際に水分や食事を摂取してもらうことによって得られる情報はきわめて多く，脱水傾向や摂食嚥下機能，栄養状態の評価に大きく寄与します．

そして，介助が必要であったとしても**座位をとらせる労を惜しまない**ことが大切です．患者の身のこなしや介護者の介護の力量を観察することができるとともに，寝たきり患者にとって重要な背部の聴診も容易となるからです．さらに，立位や歩行が可能な患者には立ちあがってもらい，日常生活動作のなかで移動している範囲（例えばトイレ）を実際に（補装具や杖，車椅子を使用して）移動してもらい，観察することを習慣づけます．

あわせて，可能な限り体重測定も行うよう心がけたいものです．立位が可能な患者の場合，診療に際して体重計を持参するのも優れた方法です．また，デイサービスやショートステイを利用している場合，介護施設には車椅子に乗車したまま体重を測定できる機器を備えているところもあるため，利用時に測定してもらうのも一法です．**定期的に測定された体重や酸素飽和度の値は，後に生じうる肺炎や心不全，栄養状態の変化などに際して重要な判断材料となります**．もちろん，体重に限らず正常所見や陰性所見を含む正確な診療録記載を心がけることが重要なのは言うまでもありません．

3 在宅における全身状態のみかた

1）全身状態の把握に有用な指標

高齢者は一般に症状が乏しく，あったとしても非特異的な症状のみを呈することも多くあります．だからこそ“在宅療養ノート”を関係者全員が記入するとか，定期的に体重を測定するなどの情報蓄積を常日頃怠らない

表●全身状態の把握に有用な指標

・食欲
・意識の状態
・身のこなし
・体温
・呼吸のようす

こと，介護者やホームヘルパーを含めたチームが状態変化を見逃さない戦略が重要となります．**全身状態を把握するにあたって有用な指標**を表に掲げます．

表に掲げた５項目はいずれも重要ですが，全身状態を見極めるうえで最も重要な指標を１つあげるとしたら**「食欲」**でしょう．例えば，同じように咳と痰を呈する患者であっても，「38.5℃の発熱があるものの，３食食べることができている患者」と「37℃前半の微熱だが，食欲がなく食べられない患者」では，後者の方が重篤な病態である可能性が高いです．このように，急な病態変化を呈する患者には「食事や水分を摂れているか？」「次の食事を食べたいと思うか？」を問うことが全身状態を把握するための重要な鍵となります．

次に重要なのが**「意識の状態」**や**「身のこなし」**です．日頃清明な患者の意識が混濁しているならそれは看過できませんし，いつもは車椅子に軽介助で移乗できる患者が下半身に力がはいらず移乗できないとしたら，その事実は重く受け止める必要があります．

2）バイタルサインの現実的な活用法

バイタルサインが全身状態把握に有益な情報であることはもちろんですが，在宅においては医学知識をもち合わせていない患者や介護者，ホームヘルパーからの報告をもとに判断する以上，話はそう単純ではありません．そもそも，バイタルサインを測定しようにも患者宅に測定機器がなければ不可能です．介護者の力量にもよりますが，血圧や脈拍を正確に測定し報告してもらえるとは限りません．

そこで，**「体温」**と**「呼吸のようす」**に注目してもらうのが現実的でしょう．体温については測定の部位や方法が不適切であったり，予測式の電子体温計を用いているにもかかわらず測定時間が短すぎる場合など，実際より低い値がでてしまう恐れがあります．そのような事情を理解したうえで，実際の体温が報告してもらった数値より低いことはないという予想のもと，判断材料の1つとすることは可能です．一方，呼吸数のカウントも慣れていない介護者には困難です．そこで，あくまでも介護者やヘルパーの主観をもとに，「苦しそうな呼吸かどうか？」を報告してもらうことによって，病態把握の一助とするのが現実的です．

3）「なんとなくおかしい，元気がない」“Not Doing Well”

病歴聴取は不可能であり，身体所見をとるにあたってもかなりの困難を伴う新生児科の医師が，救急で運ばれてきた新生児にどこまで侵襲的な精査を行うかを判断する際に最も重視するのが **“Not Doing Well”** と称する直感であるといいます．在宅において寝たきり患者の全身状態を把握するにあたっても全く同様のことが言えます．**表**に掲げた指標を踏まえたうえでの「なんとなくおかしい，元気がない」という直感力を磨くべく，在宅医療に従事する医師も臨床経験を積み重ねる必要があります．

4 事例へのコメント：時間軸を重視した病態把握と臨床決断

病態の変化や合併症の発症を的確に把握し，しかるべきタイミングで適切な治療的介入を行わなければならないのは医療の常です．それを訪問という「点」のかかわりを積み重ねるなかで提供しなければなりません．症状に乏しく，非特異的な所見しか認められない寝たきり患者の重症度を判断しかねる場面は少なからずあります．その場合，6時間後，12時間後，そして24時間後の状態変化に着目します．この間に時間を追って徐々に状態が悪化するようなら，当然のことながら重篤な病態だと察知できます．逆に24時間後，48時間後には徐々に改善をみるようなら，重篤な病態ではなかったということがおのずと判明することになります．このように，時間軸を重視した病態把握がきわめて重要です．

在宅では入手できる診療情報に制約があるということを前述しましたが，だからといって治療自体が不能だというわけではありません．重要なのは，**正確な診断には至らないとしても，その病態が生命や生活を支えるにあたってどの程度支障をきたすのか**を予測するということです．その点を見極め，在宅での治療を継続するのか，それとも入院治療に切り替えるのかを決断する必要があります．それぞれの場面での最善の臨床決断を患者とともに選びとる姿勢を貫きたいものです．

私ならこうする！（和座一弘の場合）

在宅における身体診察法は，外来や入院病棟でも基本的には同じでしょう．しかし，筆者が述べているように，在宅では，患者の認知症合併頻度が外来・入院と比較して高いことなどから，病歴聴取には制約があり，また家の中という環境設定から検査などもかなり制限されます．診断をする際の病歴聴取・身体診察・検査の3者の比率を，在宅，外来，入院病棟の場で比較すると，おのずと，身体診察の重要性は，在宅現場では増加するのではないかと私は考えています．

以上の観点からも，筆者が，「体温」や，「呼吸のようす」，「体重」と，誰もが（介護者も含めて），評価しやすくかつ情報量に富んだ項目をあげ，しかも，在宅固有の背景を考慮して，皮膚や，四肢，口腔内などの観察の重要性をご指摘している点は，多くの在宅症例に揉まれてきた筆者ならではの診かたと考えます．

さて，在宅の医療現場（特にクリティカルな場面）で，私自らが身体診察の際に注意している点を，少し述べてみたいと思います．SIRS（systemic inflammatory response syndrome：全身性炎症反応症候群）の診断基準にある，① 体温＞38℃または，＜36℃，② 心拍数＞90回/分，③ 呼吸数＞20回/分の各項目は，感染症を考えるうえで重要な項目であり，2項目以上を満たす場合は，敗血症まで警告してくれます．また，ショック・インデックス（心拍数/収縮期血圧）は，ショックの重症度を表します．また，CRT（capillary refill time：毛細血管再充満時間）は，脱水の程度を表し，特に小児の場合に有効です．以上は，体温，血圧，呼吸数，心拍，爪の圧迫など，診察医がすぐに把握できるきわめてシンプルな項目です．しかし，上記の組み合わせからさまざまな重要情報をわれわれにもたらしてくれます．在宅医療のなかで，さらに身体診察を磨き，“Not Doing Well” の臨床的直感を養っていきたいものです．

Point

- 療養環境や患者背景をふまえる視点がこれからの臨床実践には必要不可欠である
- 通常の身体診察に加えて，皮膚や四肢，口腔内，身のこなしなどの観察も習慣づける
- 十分な検査ができない環境であるがゆえに，“Not Doing Well”という臨床的直感力を磨き，最善の臨床決断を患者とともに選び取る姿勢を貫く

4　生涯学習のなかで学ぶ身体診察

西村真紀，（コメント）川越正平

研修医の皆さん．頭のてっぺんから足の先まで身体診察を徹底的にたたき込まれている毎日だと思います．まもなく研修を終えて地域に出たとき，指導してくれる上級医はいない，忙しい外来で最小限の身体診察しかしていない自分の身体診察のスキルに不安をもつようになるかもしれません．今回は私たち，特に上級医がいない施設で働く臨床医はどのように身体診察のスキルを維持しブラッシュアップしているのかお伝えしたいと思います．

1　研修の機会は意外と多い

1）正常な人をたくさん診察する

身体診察の基本は，なんといっても正常を知っていること．すべての患者さんに全身の診察をするのは不可能ですが，慢性疾患の患者さんでも，年に1回は健診目的でもよいので全身の身体診察をするようにします．正常な甲状腺，乳房の触診などの普段の内科診察では行わない身体診察をたくさん経験しておくことができます．

2）所見には徹底的にこだわる

患者さんの訴えに対しては，もれなく診察することが大事です．「腫れているんです」「痛いんです」は必ず触るようにします．当たり前のことかもしれませんが，患者さんから「痛いと言っているのに触ってもらえなかった」という声をよく耳にします．良好な医師患者関係を築くためにも，きちんと診察をする必要がありそうです．

筆者も診察により，肩痛の患者さんの痛がっている部位を特定することができリウマチ性多発性筋痛症であった，乳房の張りを訴えた方の乳房が確かに張っており乳がんだった，などの経験があります．

身体所見で診断のつく疾患でよく遭遇するのは発疹性の疾患です．大人の帯状疱疹や，子どもの発疹性の感染症は，発疹の訴えがなくてもくまなく発疹がないかを確かめることで診断がつきます．

また，未知の所見に出会ったときは徹底的にこだわって鑑別診断をすることが大切です．がんの合併症や薬の副作用は多彩です．なるほどこれが「○○」なのかと症例から学んでほしいと思います．

診断のための重要な所見は，診たことがあるかの経験がものを言います．所見には普段から徹底的にこだわって診ることがスキルアップにつながり，見逃しや不必要な紹介を減らすことになると思います．

3）検査所見や診断から学ぶ

検査で異常所見があった場合は，必ず身体診察で確認するようにします．例えば，心エコーや腹部エコーの所見から，心雑音や肝脾腫大，腹水を確かめることは大変勉強になります．ほかにも，診断がついた時点で特徴的な所見を診るようにします（例えば心不全の患者さんの心音や頸静脈の怒張，肝硬変の患者さんのくも状血管腫や腹水など）．ほかの医療機関の診断なども患者さんから知るように心掛け，診察をするとよいと思います．筆者は膝関節症で整形外科にも通院している患者さんをたくさん診ていますが，膝の水腫を触らせてもらっています．

また逆に診察に自信がない症例では，検査をオーダーして確認することも大事だと思います．例えば筆者は甲状腺腫大がはっきりしない場合はエコー検査で大きさや腫瘤を確認しています（やや過剰な保険診療になってしまうという問題はありますが，患者さんに対して侵襲性が少ない検査であれば互いの安心のために行うことがよくあります）．

4）必要に応じて（迫られて）研修に出る

筆者の診療所では乳がん・子宮がん検診をはじめることになり，しばらく遠ざかっていた診察手技の復習のため，半年間土曜日午後などを利用して知り合いの先生の元で研修を行いました．研修医時代とは違い，目的が具体的にはっきりしているので，時間や研修内容も限られたもので十分です．筆者の場合は，婦人科研修や外科研修ではなく，検診をやっている日に検診の研修を行うということで非常に濃くスピーディーな研修が行えました．このように生涯学習では，研修医時代のローテーションとは全く違う研修が必要で，限られた目的のために少ない時間を有効利用して研修する必要があります．例えば，へき地に赴任するために消化器内視鏡が必要になった，産科健診の技術が必要になった，小外科の手技が必要になった，などが考えられます．

5）専門家と親しくなる

紹介患者さんを専門家に診ていただいて診断がついたとき，専門家に疾患とその所見を教えてもらい実際に確認するようにします．また，もしもその医師と一緒に患者さんを診る機会があったらぜひ一緒に診察させてもらうようにするとよいでしょう．例えば同じ職場に他科の先生がいれば，その先生に紹介した患者さんの診察にはできるだけ立ち会うように心掛けるといいと思います．

病院で勤務している医師だと専門家と知り合いになることは容易ですから常日頃から仲良くなって，興味深い患者さんがいる場合は声をかけてもらうのもよいでしょう．また，カンファレンスや回診に参加する機会があれば積極的に参加し，研修医に戻った気持ちで（恥ずかしがらず）勉強をしましょう．最近では，近くの病院の朝の回診に参加させてもらっている熱心な開業医が増えています．

結局のところ，仲良しの専門家がたくさんいるというのが患者さんにとっても自分にとってもよいことです．紹介先の病院で担当医との診察に同行させてもらうことやカンファレンスに参加させてらうこと，在宅の患者さんの往診を頼むことも不可能ではありません．

6）研修会やDVDでの学習

毎日の診療にどっぷりでくたくた，もわかりますが，医師たる者，生涯学習の時間を確保する努力が必要です．医師会，学会などの研修会は積極的に参加しましょう．最近では身体診察のワークショップやACLSの研修会などに人気があります．普段あまり使うことのない身体診察は研修会に出て定期的に復習することが必要です．また，あまりやってなかったけれど研修会に出たことで使うようになる身体診察もあります．筆者は研修会で眼底，耳の診察法を久しぶりに学び，そのとき使った眼底鏡，耳鏡に感動したので，まずは耳鏡を買ってしょっちゅう耳を診るようになりました．

2 身体診察に対する工夫

1）身体診察をしやすい環境を整える

ガウン，カーテン，ついたて，スリッパ，足置きなどの用意をして診察が容易にできる環境を整えることは身体診察をする大前提です．診察しにくい環境だと，ついつい診察がおっくうになりおろそかになる，すなわち見逃し・誤診というように，医師の診察や診断能力の低下につながります．

2）身体診察を患者さんと共有する

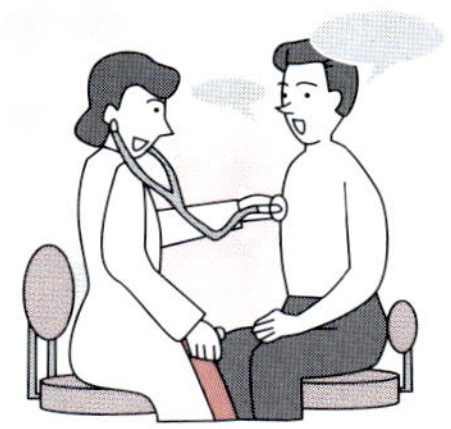

私たちは学生の頃から身体診察のときには「今何を診ているのかを説明しながら行う」と習ってきました．それを続けていくことが実はとても大切です．ベテランになるにつれ診察が儀式的になりがちです．場合によっては儀式でも十分意味があるのですが，説明を忘れているのはよくありません．筆者は健診などで例えば「黄疸と貧血がないか眼をみます．肝臓が腫れていないか触ります」と声をかけています．患者さんに「へえ．そこに肝臓があるんですかあ．腫れてない．よかったあ」と自分の体に興味をもってもらえることもあり，会話が弾みます．また専門的な質問が患者さんから投げかけられることもあり返答に頭を使います．医師にとっては何を知るために何をしているのかの説明をきちんとし続けることは普段の診療のなかで自然と行っている生涯学習だと思います．

筆者は，心雑音を患者さん本人にも聞いていただくことがあります．患者さんからは病気をよく理解できたと好評です．医師にとっては所見を患者さんにわかりやすくきちんと説明する練習になり，また病態生理を患者さんに説明するのは自分にとっても大変勉強になります．

患者さんと共有する身体診察．一度試してみてください．身体診察が楽しくなりますよ．

3）身につけた技術を後輩に教える

研修会などで身につけた技術を忘れないうちに人に伝えると勉強になります．研修医や同僚とお互い所見をとりあって復習しましょう．教えることは学ぶこと．人に伝えることで知識が定着します．

私ならこうする！　（川越正平の場合）

研修医は上司や先輩医師とチームで診療にあたりますが，特に規模の大きな研修施設の場合，チームを構成する医師数も多くなります．もし，“診断”というラベルを患者さんに貼り付け，上司から指示されるままに“業務”をこなすなど，研修医の役割分担が“下請け作業”に止まってしまっては研修の体を成しません．さまざまな知識や技能を習得することのみならず，生涯学習の手法を体得することこそ初期研修の重要な眼目の１つであることを知っておいてください．

その秘訣としてほかの医師の診察にできるだけ立ち会うように心がけましょう．例えば専門医へコンサルトするにあたっては，書類のやりとりで結果を受け取るのではなく，できる限り専門医の診療に立ち会います．所見や病歴から病態をどのように捉えるのか，その診断プロセスに実際に立ち会うことによって多くの示唆を得ることができますし，コンサルトした専門医と親しくなることによって今後も相談しやすい関係を構築することをめざします．また，先輩医師が病棟で患者さんを診療している場面を観察するように心がけてください．優れた医師の会話の妙や立ち居振る舞いをも含めた“技”を垣間見る機会を意図して設けましょう．

もう１つお勧めしたいのが同僚とともに学ぶ勉強会を自ら作り出すことです．ここでは筆者が後期研修医時代に立ち上げた勉強会を２つ紹介します．１つは時間外救急外来からの緊急入院症例の報告会でした．当直で携わった研修医と入院後の診療を担当した研修医が一連の臨床経過を報告するという形式です．もう１つは“外来シミュレーション”と称するカンファレンスで，研修者が担当した外来で診断や治療に苦慮したり，専門外来に紹介するに至った患者さんについて，初診時からその後の診断や治療までの経過をクイズ形式で呈示するというものでした．どのような形式であれ，１人１人の研修者が日々遭遇する貴重な臨床の体験を相互に共有することによる学習効果はきわめて大きいと思いますのでぜひチャレンジしてください．

Point

- 正常な人をたくさん診察しよう
- 所見にこだわることや，検査，紹介先から学ぶ身体所見は多い
- 何年目になっても常に新しいことを身につける向学心が大事

役に立つサイト

1）ケアネット：http://www.carenet.com/index.php
↑身体診察のDVDを発売している
2）日本家庭医療学会：http://jafm.org/
↑毎年秋に生涯教育のためのワークショップを開催している
3）日本プライマリ・ケア学会：http://www.primary-care.or.jp
↑ワークショップを中心とした実践セミナーを毎年開催している
4）日本ACLS協会：http://acls.jp/index.php
↑ACLSをはじめさまざまなLS（ライフサポート）のコースを開催している

謝　辞　本稿を執筆するにあたって，貴重なご経験，ご意見をご提供いただきました済生会熊本病院総合診療科　早野恵子先生，三重大学地域医療学講座　武田裕子先生に感謝いたします．

5　身体診察と医療費の適正化

小谷和彦，（コメント）大西弘高

今回のテーマは，「身体診察と医療費の適正化」です．診断プロセスや治療的意味，そしてその根底にかかわる患者－医師関係を構築するコミュニケーション手段としての身体診察の意義については，本書を通じて皆さんの間で深く認識されつつあるでしょう．しかし，議論すべき点はまだまだたくさんあります．その1つが医療経済的視点ということになるでしょう．**身体診察の多様な意義**を考えてみることは，とかく診察スキル自体の習得に一生懸命な研修医時代にあっては，価値あることに思えます．こうした多様な意義を意識して身体診察の経験を積むのとそうでないのとでは，将来的に実施される診察の量はもとより質が違ってくるかもしれないからです．

事例

身体診察で異常がなさそうな場合でも検査を行う？

ある日の救急外来でのこと．44歳の女性が「頭痛がいつもの発作時よりもひどい」という主訴で受診しました．まず，研修医A先生が対応し，これまでもたびたび頭痛があり，今回の発作の様子や誘因にいつもと特別な違いはなく，増悪する様子もなく，発熱，嘔吐，四肢のしびれといった症状もない，などを順次確認しました．そして，髄膜刺激症状をはじめとする全身の身体診察で異常のないことを確認し，指導医のB先生に報告しました．B先生は，A先生に尋ねました．「危険性のある頭痛の判別ポイントは何？」．A先生は，表の「危険な頭痛の判別事項」を確認したと答えました．

B先生は，再び身体診察を行い，さらに頭痛の性状を確認しました．A先生に，髄膜刺激症状の出にくい超初期に起こったくも膜下出血やその軽症例も念頭に，「性状や経過は念を入れて聞くべき」と話してくれました．この後，A先

表●危険な頭痛の判別事項

・急激な発症
・初発または経験したことのない頭痛の性状
・50歳以上での新規発症
・進行性の経過
・嘔気・嘔吐の出現
・高熱の存在
・夜間や早朝に覚醒を余儀なくされる性状
・咳，体位，努責などでの悪化
・**神経学的異常所見の存在**

生は「ちょっと強めの痛みですが，緊張型頭痛を最も疑います」と患者さんに説明しました．

「頭部CT検査までは必要ないのか．これまで研修した科では頭痛に対してはそういう診療だったけど…」とA先生が思った矢先に，患者さんに連れ添ってきた家族から「CT検査はしないんですか？ これまでに診てくださった先生方は検査をされたんですが…」と聞かれました．B先生が「お話を聞いて，慎重に診察して，その必要性はないと判断しました[1]．経過次第で考えましょう．CTには放射線被曝のリスクもありますし」と説明して，診察を終了しました．

救急外来から研修医控え室に移動しながら，ふとA先生が「家族からのリクエストもありましたし，頭部CT検査をしなくてよかったのでしょうか？」ともらすと，一緒にいたB先生は「CT検査をしても診断確率は上がらないと判断できたからね．このことを知らなかったら検査してもよかったけど．最近，CTの頻回検査による被曝と関連疾患の話題が報告されていたから，また抄読会をしようか．それと，CT検査の値段を知ってる？ 診療の自己負担は受診者にとって最近はとみに関心事だから調べておいてね」との返答でした．A先生は，「救急外来では，患者さんにこういう形で配慮したり，情報を提供したりしたうえで検査をするのか」と思いました．

Q どこまで考えて，検査を行うべきでしょうか？

1 身体診察と医療費

今回のテーマは，身体診察と医療費の関係です．医療費削減のみを謳った政策には賛同しかねる面もあり，検査件数の抑制を最優先するわけではありませんが，ではなぜこのテーマが重要なのでしょう．事例のような患者さんに，皆さんはCT検査をするでしょうか．わが国ではこういったケースに対し，ほぼ全例にCT検査をする印象があり，「検査漬け」と批判されてきました．身体診察で異常がなさそうだと思っても，異常のないことを確認する意味合いで検査を追加するといった実態があってきました．

こうした状況を受けて，**身体診察で異常がなさそうだと思ったときに，「一応」とか「念のため」とか「何かあったら」とか言って行う検査をとり止めれば医療費は抑制（適正化）されるのではないか**という考えも出てきました．検査は不必要というわけではありません．逆に，身体診察でなく，検査でしか捉えられない疾患の存在などもわれわれは，よく認識しています．ここでは，全例にやみくもにCT検査をするような医師ではなく，医療面接と身体診察でCT検査の実施の有無を分別できる医師になれるかどうか，つまり，**「一応」，「念のため」，「何かあったら」を説明でき，根拠をもった身体診察ができるかどうか**を問題にしています．それができれば，やみくもな検査に比べて，相応の医療費の増加は防げるのではないか，事例でのB先生はこのことをA先生に伝授していました．

今のところ，わが国において，身体診察で医療費が抑制できることを実際に示した研究はまだないと思いますが，一般に，病歴聴取後の仮病名が最終診断と一致する確率は56～83％で，ここに身体診察が加わると73～91％に上昇するとされています[2～4]．医療費の高騰抑止の方策として，身体診察の貢献が予期されるゆえんです．医療費の抑制（適正化）に身体診察を推進しようという声は必ずしも多くあるわけではありませんし，また，それ‘だけ’では医療費削減にならないでしょうが，いくつもの方策の一翼を担う仮説としては十分に成立します．

ちょっと考えてみれば，説明や論拠をもってなされる身体診察は，研修の到達点であり，また特別なことではなく，志ある医師の誰もがめざすところではないでしょうか．今回のテーマは，「身体診察に‘長《た》け’れば，医療費の抑制（適正化）に寄与するか」というふうに換言できます．

2 知っておきたい医療経済学

国民医療費総額や医療費抑制についてのマスコミ（世間）での関心の高まりを肌身に感じる昨今，患者さんの自己負担額を気にしつつ，検査や投薬をすることは皆さんにもあるはずです．自分の診療行為がどのくらいの「価格（診療報酬）」になるのかを理解するのも研修の一環です．レセプト点検が勉強になったという研修医も少なくありません．**医療費のことを意識して身体診察**をする機会がどれだけあるでしょうか．まずは，医療経済学の分野でよく語られる基本事項を列記してみます．

1）医療に経済的観念を適応すること

医は仁術です．命に価格を付すような考えには心理的抵抗をもつ人が多いと思います．予算の制約を認識せずに最大の効果を志向する医療は，通常の費用対効果の枠組みには納まりきりません．一方で，公的な診療報酬体系においては，医師が‘最善の’医療を提供すれば，‘適正な’報酬が支払われます．すなわち，医療保険制度下での医療は紛れもなく経済行為です．依然として，聖域的仁術と経済とはどちらも重要として両立をめざしていく必要はあります．

研修を機に，医療に経済的観念を適応することを哲学していきましょう．今回のような，身体診察と医療費の課題は，医療技術，検査，薬剤，医療従事者，医療制度・保険システム，資源の分配といった諸点から考察されます．対象を個人とするミクロ経済から全体の行動を主眼とするマクロ経済まで含まれます．

2）医療経済における医療の特殊性：基本的知識

医療と経済を同時に議論する際によく出される論点を整理してみます．医療には，経済的な一般則からみて合致しない点が少なからずあります．例えば，高価格が同時に質保証にもなるという市場の一般則があります．診療報酬上は，医療行為が増えれば増えるほど高価格になります．市場の一般則からは，多量の医療行為の提供が質の良い医療と受け止められますので，身体診察に留まらない検査の実施により，医師誘発需要が発生し得ます．医師誘発需要とは，人口当たりの医師数の増加に伴い，医師は所得の減少を防ぐために医療サービスの需要を誘発するという仮説であり，検査や治療の必要がない状況でこれらをやってしまう例があげられます．逆に，この一般則が機能しないこと（市場の失敗），すなわち，質の高い診察＝価格が高いわけではないことも，わが国では知られてきています．患者さんはもとより医師でさえも，医療の質を見極めにくい情況です．

この情況には，医療にみられるいくつかの特殊性が関係しています．例えば，情報の非対称性（医師－患者間で情報に差があること），不確実性（医療には限界や予測不可能なことが珍しくないこと），一回性（やり直しが利かないこと）などが，診療を常に支配しますので，一般化しにくいのです．また，行動経済学的には，自分の得意分野でのツールで診断をくだす傾向があり，例えば，消化器内視鏡が得意なために，それを検査し過ぎることが起こり得ます．

医療の特殊性から，ハイテク検査を伴わない診療で良質な場合も十分あると患者さんが理解すること，そして，行動経済学的知見から，身体診察を一得意分野とする医師が増えることが重要と言えるでしょう．

私ならこうする！（大西弘高の場合）

現在，アフガニスタン，インドネシア，ラオスで，医療人材育成の改善に向けたプロジェクトにかかわっています．これらの国では，医師不足，医師の都市偏在，高度医療機器の不足，そして講義中心で臨床現場に十分展開できない医学教育といった問題が共通しています．

さて，その観点でこの事例を眺めると，いずれの国でも慢性頭痛の患者さんがよほどの金持ちでないかぎり，いきなり頭部CTを撮ることはあり得ません．逆に，悩む必要がなくていいなと思うこともあります．一方，先日ラオスの病院で，原因不明のふらつき，片側にのみみられるrigidityの増加と深部腱反射の亢進という若い女性がいて，家族もすごく不安そうだったので，病歴と身体診察だけでは十分な診断がくだせなくて「頭部CTを50ドルで撮りますか？」という相談をしたことがありました．でも，結局所見がなく（日本では20年ぐらい前の画質のCTですが），診断はよくわからないままでした．通常の人の月給が40～50ドルと言われる国ですから，このCTを撮ることで患者さんの家族が田舎の親戚に頼み込んでお金を出し合ったりするんだろうなと思うと，いたたまれない気持ちになったのでした．

日本では，そんな極端なことはあり得ないと思う方もおられるかもしれません．でも，へき地や離島の診療所で，あるいは小さな病院で当直中，というような現場では，簡単にCTを撮れないようなケースは少なくないでしょう．ハイテク検査が使える病院では，万一の見逃しを避けるため，あるいは患者さんの希望に応じて，やや不要な検査を避けられないこともありますが，常に「もしこの検査が使えない施設に自分がいたらどうするだろうか」という想定をしておくことが，診療の幅を広げてくれることは間違いないでしょう．

3 事例についてのコメント

今回のテーマにおいては，身体診察を実施し，これ以上の検査の必要性について患者さんに説明し，検査に対する考えを聞いてみるのがいいのではないかと思います．コツとしては，身体所見をとりながら，一つ一つの所見の意味や結果を逐一実況中継する（「今，心臓の音を聞いていますが，異常な音は聞こえません」とか），所見のまとめを説明するといったスタイルがあります．そして，比較的高額な検査の実施を念頭におく場合，身体所見と関連づけて検査の必要性を，さらにその費用についても一度は話してみる必要はあるでしょう．外来の最中に，医療費について切り出すのも何か失礼なようで気後れしそうだし，診察時間も長くなりそうだというのはわからないではありませんが，TPOに合わせて「最近は，自己負担額のことも話題になっておりまして…」と検査代について一言付加するようにします．いずれにしても，**身体所見と説明をセット**にすることが基本と考えます（検査結果はよく説明するのに，身体所見の結果の説明に熱心でないことも，身体診察の軽視を招く一因かもしれません）．

事例では，頭痛という1つの主訴を採り上げたに過ぎませんが，現場でいろんな患者さんを診るたびに同様のことを考えるようになれば，診療の様子も変化してくるでしょう．考え方の習得には，A先生のように，**どういう基準で検査をするのか，あるいはしないのかといった上級医の考え方を知る**ことが早道です．上級医の診療スタイルには，時代の要請なども少なからず反映されています．非典型例の除外や疾患の確定のために検査を実施することが多いでしょうが，なぜその検査をすべきかを自ら考え，わかるまで上級医に尋ねることをお勧めします．

さて，研修医A先生の後日談です．A先生は，いろいろ調べたようです．一般に，検査自体の診療報酬はそう高額ではなくても，判断料が高いことに気づきました．また，検査を希望する患者さんに実施しないと，それが不満や不安の種となって，他院でCT検査をするかもしれない，そうしたら医療費全体では診察が二度になって結局は高くつくので，希望は聞いたうえで協議した方がいいという点にも考えが及ぶようになっていました．

A先生にならって，医療経済学の話で締めたいと思います．医療費に関与する要因は多様です．例えば，定額制にすると検査依頼が減るという医療制度の問題，医師歴が短いほど検査依頼は多いという診療経験の問題，研修病院のような診療設定では機器があるので検査が増える問題，医師や診療科の評価を診療報酬額で評価する施設方針の風潮…しかし，複雑怪奇だからと言って静観してばかりもいられないのが実情です．

医療費の適正化は，きわめて卑近な問題で，われわれ自身の日常生活に少なからず影響します．本テーマの実現には，医師が身体診察に自信をもち，上手に説明できることが重要と考えます．この意味で**身体所見に長《た》けた医師が増えること**を願っています．

Point

- **医療費のことも意識して身体診察をしてみよう**
- **説明と論拠を伴う診察を心がけよう**
- **身体所見と説明はセットと認識しよう**
- **時代背景を踏まえて錬成された上級医の診療スタイルから学ぼう**
- **医療経済学的な意味でも，身体診察を得意にしよう**

参考文献

1）小谷和彦：頭痛にCT？ Quality Nursing, 9：54, 2003

2）Crombie, D. L.：Diagnostic process. J Coll Gen Pract, 6：579-589, 1963

3）Hampton, J. R., et al.：Relative contributions of history-taking, physical examination, and laboratory investigation to diagnosis and management of medical outpatients. Br Med J, 2（5969）：486-489, 1975

4）Sandler, G.：The importance of the history in the medical clinic and the cost of unnecessary tests. Am Heart J, 100：928-931, 1980

INDEX 索引

数字

欧文

A・B・E

H・L・N

O・S・T

和文

あ行

か行

さ行

た行

な行

は行

も

や行

り・わ

[執筆者一覧]

企画／ジェネラリストのこれからを考える会（※は会のコアメンバー）

編集／大西　弘高（東京大学医学教育国際協力研究センター）

執筆者プロフィール（掲載順）

大西　弘高※
(Hirotaka ONISHI)

東京大学医学教育国際協力研究センター
1992年奈良県立医科大学卒業．'92－'97年天理よろづ相談所病院で初期および後期研修（総合内科）．'97年より佐賀医科大学附属病院総合診療部．2000－'02年イリノイ大学医学教育部で医療者教育学修士課程修了．'03－'05年国際医科大学（マレーシア）医学教育研究室．'05年より東京大学医学教育国際協力研究センター．主な著書に「新医学教育学入門」（医学書院），「医療コミュニケーション実践マニュアル」（ぜんにち出版），訳書に「医学教育プログラム開発」（篠原出版新社），「外来で教える」（南山堂），「よくある症状・見逃せない疾患」（MEDSI），「セイントとフランシスの病棟実習・研修ガイド」（丸善）がある．

木村　琢磨※
(Takuma KIMURA)

国立病院機構 東埼玉病院 総合診療科医長
東邦大学医学部卒業，国立病院東京医療センターで初期・後期研修．
身体診察は，普遍的であると共に，検査機器が発達すればする程，深みが出てくる臨床医にとって不思議な存在であると思います．また，診療科はもとより，外来・病棟・訪問診療など診療の場によって，役割が異なる点も興味深いです．私自身は，外来・病棟・訪問診療，施設，保健・福祉への関わりなど，ジェネラリストとしてバランスのとれた臨床の実践を，身体診察を含め模索しています．

川島　篤志※
(Atsushi KAWASHIMA)

市立福知山市民病院 総合内科医長
1997年筑波大学卒業．京都大学附属病院，舞鶴市民病院にて研修．米国Johns Hopkins大学にて公衆衛生学修士（MPH）取得．2002年から市立堺病院にて総合内科臨床や研修医教育・システム創りに関わった．'08年11月から現職．ワークライフバランスを保ちながら，「専門内科が働きやすい病院，総合内科が活躍できる病院，研修医が活き活きと働ける病院」を目指して，総合内科診療/医学教育/地域医療との連携にじっくりと取り組み，「研修病院機能を持つ地域基幹病院の総合内科からの地域医療への貢献」を全国に発信したい．

川尻　宏昭※
(Hiroaki KAWASHIRI)

諏訪中央病院 総合診療部
1994年徳島大学医学部卒業．同年に長野県にある佐久総合病院の初期臨床研修医としてローテート研修を開始．'96年から同病院の内科に所属．内科研修，ＩＣＵ研修，在宅診療研修等を行い，'98年から同院付属の小海町診療所にて2年間勤務．2000年佐久総合病院総合診療科．'01年10月より半年間，名古屋大学病院総合診療部にて研修．その後，'02年4月より佐久総合病院総合診療科にて，総合診療（外来・病棟），在宅医療，研修医教育を行い，'06年11月名古屋大学医学部付属病院在宅管理医療部．'08年4月より，諏訪中央病院総合診療部所属．

（執筆者一覧 つづき）

草場　鉄周※ (Tesshu KUSABA)	医療法人 北海道家庭医療学センター理事長，本輪西ファミリークリニック院長 福岡出身．京都大学医学部卒業後，日鋼記念病院での初期研修を経て，同センター家庭医療学専門医コースを修了．2008年家庭医療の実践，家庭医の養成，家庭医療の発展への貢献をミッションに法人を設立し，今に至る．継続性がもたらす患者背景の理解の深みや医師患者関係の奥行きを味わう今日この頃．趣味は茶道で無心に茶筅を振る時間がすべてを忘れる貴重な時間．
西村　真紀※ (Maki NISHIMURA)	川崎医療生協・あさお診療所所長 1997年東海大学卒業．東京ほくと医療生協にて初期および家庭医療研修．生協浮間診療所で医学生や研修医の教育に携わる．2006年より現職．家庭医療後期研修の指導医．研修医のいる診療所は元気です．その楽しさ，やりがいを多くの診療所で働く人たちに伝えたいです．関心のある分野はWomen's Health，Child Health．現在，カナダWestern Ontario大学の通信教育で家庭医療学を勉強中．家族は夫と小学生の三人暮らし．休日は山登り，キャンプ，テニス，スキーと一年中アウトドア．
本村　和久※ (Kazuhisa MOTOMURA)	沖縄県立中部病院 総合内科・プライマリケア 1997年山口大学医学部卒業，同年，沖縄県立中部病院プライマリ・ケア医コース研修医．沖縄の離島診療所である伊平屋診療所勤務を経て，沖縄県立中部病院内科後期研修医，沖縄県立宮古病院内科医，沖縄県立中部病院勤務（総合内科，救急，離島支援），2006年より東京都北区にある王子生協病院勤務（地域総合内科）．'08年より現職． 地域のニーズ，家庭の事情で所属を転々としているジプシー医者ですが，ニーズ に合わせて自分を変えていく仕事はとても刺激的で面白いと思っています．
伊賀　幹二 (Kanji IGA)	伊賀内科・循環器科 22年間の専門病院勤務後，開業して9年になります．最近，病歴聴取と医療面接の違いをやっと理解できるようになりました．勤務医の時は，病歴を時系列にとり，治療しうる疾患を見逃さないということを最大の目的にしていました．しかし開業すると，診療所には重症ではないが不安をかかえた患者が多くこられます．これに対して，バックトラッキングをして，頷いて，患者を受け入れ，言語だけでなく患者さんの態度から説明に本当に納得されているのかを判断する努力をするようになりました．勤務医時代，疾患が重症ではないが心配のある多くの患者さんにとって，私の診療は満足されていなかったといま気づき，反省しています．
北村　大※ (Masaru KITAMURA)	市立堺病院 総合内科 2003年熊本大学医学部卒業．患者・家族そして地域の問題に対応する家庭医に憧れ，日鋼記念病院で初期研修，北海道家庭医療学センターで家庭医療専門後期研修を行い，修了．'07年4月より病院・病棟でのジェネラリストの在り方を学ぶべく市立堺病院・総合内科に異動し現在に至る．現在は，研修医指導・プログラム構築，コメディカルとのプロジェクト運営（ICLSディレクター，糖尿病教育，日本DMAT）に携わる．家庭医療と総合内科の双方を経験し，ジェネラリスト養成プログラムの構築，生涯教育のあり方，ジェネラリストのネットワーク構築などに関心を持つ．

金城　光代
(Mitsuyo KINJO)

沖縄県立中部病院 総合内科
東北大学医学部卒業後，亀田総合病院にて研修．米国にて内科研修およびリウマチ・膠原病の研修を終了後，札幌市手稲渓仁会病院勤務を経て，2008年より沖縄県立中部病院へ異動．今後も研修医の先生方と一緒に勉強していくことが目標です．身体診察のやり方は患者さん一人一人を前に意識して続けないと衰え忘れていくものでしょうから，自分の五感を使って少しずつでも学び続けることができるよう，努力したいものです．

北西　史直※
(Fuminao KITANISHI)

トータルファミリーケア北西医院
1991年東京慈恵会医科大学卒業後，国立東京第二病院（現東京医療センター）総合診療科などで，いわゆる病院総合医の研修，経験を積みました．その後5年間かけて，リハビリテーション科，緩和医療科，小児科，産婦人科，整形外科，ラップ療法などの研修を行い，2007年に静岡県富士市で（継承）開業し，病児保育室も開きました．'09年，産婦人科医そして最高のGeneralistでもあった父を亡くし，日本の伝統医療である漢方，日本のGeneralistの苦手分野とされるWomen's Healthの診療を充実させていきたいと気持ちを新たにしました．また，日本の普通の開業医のもとで総合医・家庭医が育っていく時代の魁になりたいと思っています．

飯泉　哲哉
(Tetsuya IIZUMI)

いいずみファミリークリニック
静岡県富士市で小児科クリニックを開業しています．聖マリアンナ医科大学卒業後，聖路加国際病院で小児科を学び，国立成育医療センターで研鑽しました．自分が好きな町で地域の子どもたちの健康のお手伝いができることは何よりの喜びです．診察室で患者さんと上手に向き合うためにも，地元のイベント，お祭りなどにも積極的に参加しています．患者さん目線にたった医療は，お医者さんが病院の外にでて，病気ではない人たちとのコミュニケーションから生まれてくるのではないでしょうか．

大西　幸代※
(Sachiyo ONISHI)

札幌山の上病院 内科
2000年札幌医科大学卒業，地域医療総合医学講座所属．6年間，同大学および手稲渓仁会病院で研修勤務．総合医・家庭医からも専門医からも患者さんに寄り添い，見捨てない姿勢を学びました．'07－'09年は十勝平野，日高山脈，広い空に日々感動しながら，澄んだ空気，おいしい野菜を味わいながら公立芽室病院で勤務してきました．'10年より札幌西区の札幌山の上病院にて，絵と写真と素晴らしい景色に囲まれて神経内科の勉強をゆっくりと始めています．50歳を超えて，体調管理と働き方，生き方を模索中です．

山本　亮※
(Ryo YAMAMOTO)

佐久総合病院 総合診療科，緩和ケアチーム
1996年筑波大学医学専門学群卒業．「北海道の診療所で働く医師」になるための研修を行おうと，佐久総合病院で初期研修を開始．在宅訪問診療に取り組むなかで，緩和ケアの重要性を感じ，2005年に1年間聖隷三方原病院聖隷ホスピスにて緩和医療の研修を行いました．その後佐久総合病院に戻り，現在は総合診療医として外来・病棟業務を行いながら，在宅医としてがん患者の在宅ターミナルケア，緩和ケア医として緩和ケアチームの仕事も行っています．総合診療と緩和ケアは，患者さんの「苦痛」に焦点をあてること，家族も一緒にケアすることなど共通点が多いと感じています．

木澤　義之
(Yoshiyuki KIZAWA)

筑波大学人間総合科学研究科，筑波大学附属病院緩和ケアセンター

1991年筑波大学医学専門学群卒業．'91年から河北総合病院内科研修医．筑波大学附属病院総合医コースレジデント修了．その後国立がんセンター東病院緩和ケア病棟で1年間の研修，筑波メディカルセンター病院総合診療科，緩和ケア病棟の勤務を経て，2003年より現職．専門は総合診療・緩和ケア．力を入れて取り組んでいることは，緩和ケアの啓発と普及．エンドオブライフケアをテーマにして，臨床と研究，教育を行っています．特に，患者さんやご家族が，治癒が難しい疾患にかかっても，いつでもどこでも，質が高いケアが受けられるような臨床医の教育，地域でのケアシステムの構築に力を入れて頑張っています．興味のある方はぜひ一緒に仕事をしましょう！

小田　浩之※
(Hiroyuki ODA)

飯塚病院 総合診療科

1996年鹿児島大学卒業．福岡県飯塚病院で2年間のローテート研修後，内科後期研修を行う．'99年総合診療科開設にともない専属スタッフとなった．大病院（1,156床）の総合診療医として診療を行う傍ら，ICLSコース，Triage&Action（救急初療）コース，臨床診断ワークショップなど，ロールプレイやWSを軸にした研修医指導に取り組んでいる．研修医のみなさんに，「患者や研修医の安全が守られる臨床現場から離れてのトレーニング」と「緊張感の漂う現場体験」が相補するような研修の場を提供してゆきたいと考えている．

林　峰栄
(Hoei HAYASHI)

沖縄県立南部医療センター・こども医療センター 救急部長

ER型救急医，ヴァイオリン弾き

1993年岡山大学卒業．初期研修を受けた沖縄県立中部病院でERに目覚める．その後，麻酔科，外科を経て救急医へ．2005年，再び沖縄へ戻り，現在の病院のER立ち上げに参加．今では年間4万人が救急外来を受診する全国有数のERとなった．On－offのはっきりしている勤務体制を生かして，ヴァイオリン弾きとしても活躍中．地元のFM沖縄に出演したり，Kiroroやディアマンテスのライブやレコーディングに参加したりしている．現在，沖縄交響楽団コンサートマスター．

山下　友子
(Tomoko YAMASHITA)

国立病院機構 長崎医療センター 救命救急センター

1997年佐賀医科大学卒業．同総合診療部で内科修行．患者さんが初めて医療機関にやって来た時最初に出会う医師でありたい，問題点を明らかにできる身体診察・臨床推論能力を身につけたいという思いで研修し，まわりまわって災害支援へ行ったりしながら，2007年から長崎ドクターヘリでフライトドクターをやっています．現場では自分の五感と最小限の資機材が頼りで身体診察・判断能力の重要性と面白さを噛みしめる日々です．根が怠け者なので，研修医の方々と日々ふれあう事で，よし，勉強しなきゃと新たな刺激をもらっています．

三瀬　順一※
(Junichi MISE)

自治医科大学地域医療学センター 地域医療人材育成部門／総合診療部
1989年愛媛大学卒業．神奈川県立こども医療センター小児内科ジュニアレジデント修了．'91年自治医大地域家庭診療センターシニアレジデント．中小規模の医療機関，総合診療部，代診で赴くへき地診療所・病院などでジェネラリストとして診療することと医学生と研修医への教育・指導が主な仕事．日常診療のツールとして，EBMやNBM，患者中心の医療を使い，一人ひとりの患者さんの思いや背景に思いを致しつつ，個別のリスクを踏まえて対応できるジェネラルな診療に，とてもやりがいを感じている．地域医療の充実のため，ジェネラリストを爆発的に増やしたい．

大野　毎子※
(Maiko ONO)

唐津市民病院きたはた
1993年筑波大学医学専門学群卒業．同年，勤労者医療会東葛病院（初期，後期研修）．'98年勤労者医療会野田南部診療所所長．2001年東京ほくと医療生協　北部東京家庭医療学センター臨床研究部長．'05年唐津市民病院きたはた（佐賀県）．日本プライマリ・ケア学会専門医，臨床疫学分野医科学修士．家庭医をめざして研修をつづけ，現在地方の公立小病院で存分に働ける喜びを感じている．「地域の医者は地域で育てる」ことをキーワードに，'10年から家庭医療後期研修プログラムを運営．また三児の母として自身や同僚のワークライフバランスに関心をもって過ごしている．

福士　元春※
(Motoharu FUKUSHI)

地域医療振興協会 地域医療研修センター 台東区立台東病院 総合診療科
1996年自治医科大学卒業．青森県立中央病院で2年間のローテート研修後，六ヶ所村国保尾駮診療所，国保大間病院など下北半島でのへき地医療を経験．臨床教育の必要性を痛感し，2002年揖斐郡北西部地域医療センター（岐阜県）を中心に地域医療教育に関する研修を行い，'05年より地域医療振興協会の地域医療研修センター教育スタッフとして従事．現在，台東区立台東病院総合診療科が拠点．質の高い地域医療を提供できる家庭医を育成するため奮闘中．EBM（日本語ジャーナルクラブ），質的研究，構造構成主義に関心．

米田　博輝
(Hiroki MAITA)

十和田湖診療所
2000年自治医科大学卒業．初期研修後，地域の診療所へ赴任し，地域医療の奥深さに引かれ，'05年地域医療振興協会で後期研修を受けました．厳しい僻地医療の中で自己研鑽をすべく，'10年から十和田湖診療所で地域医療の実践中です．日常診療の中で生じた疑問をEBMの技術を用いて解決し，楽しく仕事をすることを目標にしています．田舎の小さな診療所で，本当に楽しく医療が提供できるのか？そんな風に思うかもしれません．地域医療，家庭医療，プライマリケアに興味のある学生やレジデントはいつでも見学に来てください．一緒に地域医療を盛り上げて行きましょう．

川越　正平※
(Shohei KAWAGOE)

あおぞら診療所
1991年東京医科歯科大学卒業．医学だけでは解決困難な臨床命題も含めて，患者とともに歩む「主治医」としての姿勢を体得することが重要だと考えています．在宅医療はその性質上，全科診療的，家庭医療的，地域包括的な臨床実践であるがゆえに，総合医を目指す医師にとって貴重な修練の現場となりえます．「地域で医師を育てる」という旗頭を掲げて診療所を開設し，11年間に数多くの医学生や研修医，開業を志す医師の研修を受け入れてきました．狭義の在宅医療にとどまらず，さまざまな臨床研究や政策提言にも取り組んでいます．大切にしているキーワードは退院支援，訪問看護を中心とする多職種連携，看取りまでを支える“街角ホスピス”機能．

和座　一弘 (Kazuhiro WAZA)	わざクリニック 2001年に江戸川の畔，松戸市で開業して10年目です．地域の中でのプライマリ・ケア医の遣り甲斐，楽しさを実感出来るようになってきました．目指すは，診療・教育・研究の三位一体の医療です．診療では，診療所での外来診療・在宅医療，また医師会活動を通じての小児救急システムの構築に取り組んでいます．また，新鮮な感性を持つ研修医や学生達と，お互い刺激し合う学びの場でスリリングな時間を過ごしています．更に今後は，日本のプライマリ・ケアの現場を反映した臨床研究を発信できればと念願しています．
小谷　和彦※ (Kazuhiko KOTANI)	自治医科大学 臨床検査医学（兼）地域医療学センター 公衆衛生学 多科ローテション卒後研修後，自治体病院，診療所で地域医療に従事．ソロプラクティスや在宅ケア，また大学総合診療科も経験．現在，予防医学，健康教育学，プライマリケアを広く修めつつ，脂質代謝・肥満の病態解明にも取り組んでいる．国立病院機構京都医療センター臨床研究センターやTouro大学研究部門などでも教育や研究を行う．総合的なマインドのあり方について，多くの仲間と語り合いながら歩んできている．

本書は，羊土社「レジデントノート」2008年1月号～12月号，2009年6月号～11月号に掲載された連載原稿に新規項目を追加して単行本化したものです．

困《こま》りがちなあんな場面《ばめん》こんな場面《ばめん》での身体診察《しんたいしんさつ》のコツ

2010年5月25日　第1刷発行

企　画	ジェネラリストのこれからを考《かんが》える会《かい》
編　者	大西《おおにし》 弘高《ひろたか》
発行人	一戸 裕子
発行所	株式会社　羊　土　社 〒101-0052 東京都千代田区神田小川町2-5-1 TEL 03（5282）1211 FAX 03（5282）1212 E-mail eigyo@yodosha.co.jp URL http://www.yodosha.co.jp/
装　幀	野崎 一人
印刷所	日経印刷 株式会社

ISBN978-4-7581-0690-0